妇产科常见病诊断与治疗

甘素玲　著

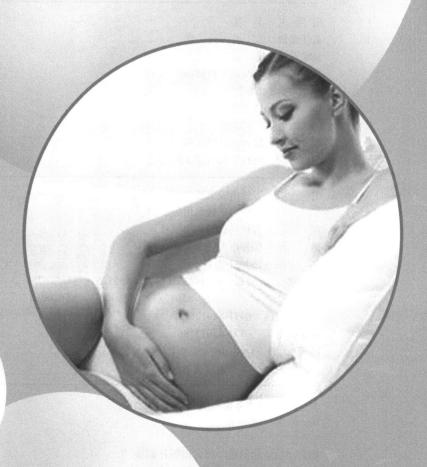

吉林科学技术出版社

图书在版编目（CIP）数据

妇产科常见病诊断与治疗 / 甘素玲著. -- 长春：
吉林科学技术出版社, 2018.4（2024.10重印）
ISBN 978-7-5578-3883-6

Ⅰ.①妇… Ⅱ.①甘… Ⅲ.①妇产科病－常见病－诊
疗 Ⅳ.①R71

中国版本图书馆CIP数据核字(2018)第075564号

妇产科常见病诊断与治疗

出 版 人　李　梁
责任编辑　孟　波　孙　默
装帧设计　陈　磊
开　　本　850mm×1168mm　1/16
字　　数　226千字
印　　张　11.75
印　　数　1-3000册
版　　次　2019年5月第1版
印　　次　2024年10月第3次印刷

出　　版　吉林出版集团
　　　　　吉林科学技术出版社
发　　行　吉林科学技术出版社
地　　址　长春市人民大街4646号
邮　　编　130021
发行部电话/传真　0431-85635177　85651759　85651628
　　　　　　　　　85677817　85600611　85670016
储运部电话　0431-84612872
编辑部电话　0431-85635186
网　　址　www.jlstp.net
印　　刷　三河市天润建兴印务有限公司

书　　号　ISBN 978-7-5578-3883-6
定　　价　68.00元

前　言

随着科学技术的飞速发展,妇产科学的基础知识和临床诊疗都取得了长足的进步,病因和发病机制得到了深入的研究,疾病的诊断和治疗也得到了广泛实践。随着医学模式的转变,传统医学观念的更新,妇产科学的许多诊疗方法发生了日新月异的变化,因此,为了适应现代妇产科学的变化,编者在查阅国内外相关研究的基础上,结合临床经验编写了此书。

全书系统阐述了妇产科疾病及其并发症的病因、临床表现、诊断及治疗。本书反映现代临床的新理念、新知识,具有较强的实用性和指导性;本书结构严谨、层次分明、内容新颖、专业度高,可作为临床工作者的参考书。

尽管在编撰过程中,编者做出了巨大的努力,对稿件进行了多次认真的修改,但由于编写经验不足,加之编写时间有限,书中如有遗漏之处,敬请广大读者提出宝贵的修改建议,以期再版时修正完善!

目　　录

第一章　产前门诊

第一节　产前门诊及常规

一、目的和要求

1.目的　通过对孕妇的定期产前检查(孕妇监护)和对胎儿监护以及胎盘功能、胎儿成熟度的监测,及早发现高危妊娠,预防妊娠并发症的发生,保障孕产妇、胎儿及新生儿健康。定期规律的产前检查是减少孕产妇致病率、死亡率必要的措施。

2.要求

(1)产科初诊:产科门诊病历所有项目要求填写完整,进行体格检查、产科检查(包括心肺听诊、肝脾触诊、骨盆外测量等)及规定的化验。发现属高危妊娠应转高危妊娠门诊。

(2)复诊:在正常情况下,妊娠28周以前每4周随诊一次;妊娠28～36周每2周检查一次;妊娠36周后每周检查一次,详细填写每次检查情况。并教导孕妇自数胎动。如有异常应增加检查次数。

二、主要检查项目

1.早孕期(初诊)　确定妊娠;核实孕周(月经不规律或者不能记得LMP者可考虑行超声检查确定孕周);注意早孕期并发症;测定基础的血压、体重,体格检查排除合并症;听诊胎心(10周以后);血、尿常规,肝肾功能;感染筛查:乙肝、丙肝、HIV、梅毒;ABO血型、Rh因子;建议前三个月补充叶酸(0.4mg qd)或多种维生素;既往有过神经管畸形出生史的用叶酸5mg/d。

2.孕16～18周　孕中期遗传筛查。

3.孕22～24周　50g糖筛查,必要时OGTT;产科B超,必要时三维B超(筛查畸形)。

4.孕 34 周　甘胆酸,必要时胎儿电子监护、B 超(筛查畸形,了解胎儿、胎盘、羊水有无异常)。

5.孕 36 周起　胎儿电子监护每周一次。

6.孕 38～39 周　B 超(了解胎儿大小,决定分娩方式)。

7.孕 41 周　B 超(了解胎儿大小以及羊水量)。

三、高危妊娠的诊治

(一)高危妊娠定义

在妊娠期有某种并发症或致病因素可能危害孕妇、胎儿与新生儿或导致难产者,称为高危妊娠。产前门诊筛选高危妊娠孕妇,及时转诊,进行针对性检查治疗,避免发生不良结局。

(1)孕妇年龄<18 岁或>35 岁。

(2)有异常妊娠史者,如自然流产、异位妊娠、早产、死产、死胎、难产、新生儿死亡。新生儿溶血性黄疸、新生儿畸形或有先天性或遗传性疾病等。

(3)各种妊娠并发症,如妊娠高血压疾病、前置胎盘、胎盘早剥、羊水过多或过少、胎儿生长受限、过期妊娠、母儿血型不合等。

(4)各种妊娠合并症,如心脏病、糖尿病、高血压、肾病、肝炎、甲状腺功能亢进、血液病、病毒感染(RV、CMV)等。

(5)可能发生分娩异常者,如胎位异常、巨大儿、多胎妊娠、骨盆异常、软产道异常等。

(6)胎盘功能不全。

(7)妊娠期接触大量放射线、化学性毒物或服用过对胎儿有影响的药物。

(8)盆腔肿瘤或曾有手术史者。

(二)高危妊娠诊断

1.病史

(1)年龄:<18 岁或>35 岁者分娩的危险因素增加,35 岁以上妇女分娩的新生儿遗传缺陷发生率明显升高。

(2)生育史有以下情况需重视:曾有 2 次或以上的流产史,双亲应做细胞遗传学检查;既往有死产或新生儿死亡者;前次分娩为早产儿或低体重儿<2500g;前次为巨大儿>4000g;有先兆子痫或子痫病史者;既往已证实或怀疑有家族性疾病或畸形;有手术产史(产钳、剖宫产等或曾因医疗指征终止妊娠者);有产伤史;因生殖系统疾病造成早产,如子宫肌瘤,双角子宫,宫颈内口松弛,多年不育经治疗后妊娠者,伴有子宫肌瘤或卵巢肿瘤者。

(3)凡有下列疾病应详细询问有关的病史:原发性高血压,心脏病,特别是有心力衰竭史或发绀型心脏病;慢性肾炎、糖尿病、甲状腺疾病、肝炎、贫血、其他内分泌疾病等。

(4)早期妊娠时是否曾用过对胎儿有害的药物或接受过放射线检查,是否有过病毒性感染;对所用药物或放射线的性质、剂量及使用时间应作详细了解。

(5)幼年及青少年时期是否患过影响骨骼发育的疾病,如佝偻病、结核病等。

2.体格检查与辅助检查

(1)身高,体态及步态:身高<140cm 者,头盆不称发生率显著升高;骨骼粗大者易为男性骨盆,应注意有无中骨盆及骨盆出口狭窄;步态不正常者,应注意有无骨盆不对称。

(2)孕妇体重<40kg 或>85kg 者,危险性增加。

(3)骨盆外测量骶棘间径<22cm,骶嵴间径<25cm,骶耻外径<18cm,坐骨结节间径<7.5cm,均属异常情况。

(4)子宫大小是否与停经周数相符,过大者应注意有无羊水过多或双胎;过小者注意胎儿生长受限;足月妊娠时估计胎儿体重>4000g 或<2500g 应注意。

(5)胎位有无异常。

(6)阴道/外阴部有无静脉曲张。

(7)有无血压升高,肢体及颜面部水肿。

(8)心肺听诊心脏各瓣膜区有无杂音及其性质,心脏有无扩大和其他异常。

(9)常规检查血常规、尿常规,必要时检查肝功能。

(10)注意胎动变化,有无突然增多或减少,胎心监护、脐动脉血流图、胎儿心电图。

(三)处理原则

早期发现,区别对待,加强监护,有内外科合并症时与内外科医师一起配合治疗,争取较好的妊娠结局。早孕期确定能否继续妊娠;中期治疗围绕如何降低合并症对母儿影响;晚期妊娠确定分娩时机与方式,决定合适的时间入院待产。

四、入院指征

(1)临产。

(2)胎膜早破(PROM)。

(3)早产、先兆早产。

（4）异常出血。

（5）胎儿监护异常。

（6）羊水过少/过多。

（7）择期剖宫产（单胎38～39周；双胎37～38周）。

（8）引产：正常41周。

（9）合并症39～40周（GDM、IGT、FGR、血型不合、胎儿偏大）。

（10）病情进行性加重，根据情况决定引产时间。

第二节　产前诊断与诊断技术

产前诊断又称宫内诊断或出生前诊断，是指在胎儿出生前应用各种先进的科技手段，采用影像学、生物化学、细胞遗传学及分子生物学等技术，了解胎儿在子宫内的生长发育状况，诊断胎儿是否有遗传缺陷及先天畸形，以便早期发现，早期终止妊娠。它是细胞遗传、分子遗传学和医学实践紧密结合基因的一门学科。

一、产前诊断的意义

产前诊断的意义是在遗传咨询的基础上，通过检测胎儿的健康状况，对患有严重的遗传病、严重先天畸形的患儿及早采取措施，减少人类群体中有害基因的积累，以及减少发育不完全的患儿的出生，从而增进人口素质。产前诊断是实行优生的重要措施之一，随着科学的发展，传染病及营养不良的发病率及病死率显著下降，而遗传病及先天畸形的发病率和病死率相对地显著上升。加上环境污染日益严重，胎儿畸形发生率更呈上升趋势。因此，研究并开展对高危人群在妊娠早期或中期进行产前诊断具有极其重要的意义。随着医学伦理学及医学生物学技术的不断完善，更早期、更安全、更准确的产期诊断方法已受到广大产前诊断工作者的关注，并已展现出广阔前景。

二、产前诊断的内容

1.染色体病　染色体病是由于染色体数目或结构异常所造成的疾病，这类疾病常表现为综合征，如多发畸形、智力低下。虽然大多数染色体异常胚胎在妊娠早期便停止发育，自然流产，但仍有少数可以存活至出生。所以染色体病的产前诊断是很重要的预防染色体病患儿出生的有力措施。适应证为：

（1）高龄孕妇。

（2）染色体异常患者。

（3）夫妻之一是染色体平衡易位或倒位携带者。

（4）以往生过染色体异常患儿者。

（5）曾有原因不明的自然流产史、畸胎史、死产或新生儿死亡史的孕妇。

（6）孕妇有不良接触史。

（7）近亲结婚者。

（8）生过性连锁遗传病患儿或有家族史者。

2.单基因病　单个基因突变引起的疾病称为单基因遗传病,如假性肥大型肌营养不良症、珠蛋白生成障碍性贫血、血友病等。

凡生过单基因遗传病患儿者,或家庭成员中有遗传病患者经咨询认为有再发风险者,应注意的是高危孕妇的产前诊断必须建立在第一胎明确诊断的基础上,所以第一胎患儿的诊断是非常重要的。

3.各种环境因子所致先天性畸形　主要是多基因疾病,如神经管缺陷、先天性心脏病、腹壁缺陷等。

4.胎儿感染　如 TORCH 感染以及性传播疾病等。

5.遗传性代谢疾病　如半乳糖血症、苯丙酮酸尿症等。

三、产前诊断技术

（一）羊膜腔穿刺术

羊膜腔穿刺术是最常用的侵袭性产前诊断技术,羊水细胞培养染色体检查仍为目前基本的产前诊断检查项目。

1.原理　羊水的来源主要为胎儿尿液、气管支气管分泌液、羊膜上皮分泌液及母血清经胎盘渗出液等。羊水细胞是羊膜和胎儿脱落细胞,主要有胎儿肾细胞和胎儿上皮细胞。羊水细胞由于来自胎儿本身,可培养制片染色体,也可酶测定和DNA分析,可诊断胎儿染色体异常及先天代谢病,基因遗传病。羊水细胞培养常用方法有培养瓶法和盖玻片原位法两种,后者培养时间相对较短。

2.穿刺时间　妊娠 16～24 周。

3.穿刺术前准备

（1）血常规、凝血功能检查。

（2）检查穿刺部位的皮肤有无疖肿、皮炎、感染等不利于穿刺的情况。

（3）认真核对适应证、妊娠周数、子宫大小、有无并发症。

（4）对有出血倾向、盆腔或宫腔感染、先兆流产者不宜施行羊膜腔穿刺。

(5)术前应有家属谈话并签字。

4.穿刺方法 穿刺可在门诊进行,在 B 超指导下,先确定胎儿大小、胎儿胎盘位置、进针位置(尽量避开胎盘)及深度,然后在严格无菌操作下抽取羊水 20ml 左右,无菌下送实验室做培养。

5.羊水样本检查

(1)羊水细胞染色体核型分析:是目前诊断染色体病最常用的方法,可以检查各种染色体数目及形态结构异常。

(2)羊水细胞染色体胎儿性别判定:用于连锁隐性遗传病,如甲型血友病。

(3)羊水中甲胎蛋白的测定:用于诊断开放性神经管畸形,水平高于正常 10 倍可诊断。

(4)羊水生化检测代谢性遗传病。

(5)胎儿宫内感染的诊断。

6.安全性与有关问题 羊膜腔穿刺技术已被广泛应用,总的来说是比较安全的。主要并发症:穿刺失败;羊水带血;流产;羊水渗漏;对孕妇及胎儿的伤害极少,文献有报道针头刺伤胎儿留下瘢痕。

7.禁忌证 有先兆流产、出血倾向和盆腔或宫内感染的孕妇禁用。

(二)绒毛活检术(CVS)

1.原理 绒毛组织是从受精卵发育而成的,位于胚囊之外且又具有和胚胎同样的遗传性,故早孕期绒毛活检被认为是产前诊断的一个突破。获取的绒毛组织可根据需要进行染色体分析或基因及酶代谢的诊断。由于取绒毛可在妊娠早期,所以如胎儿异常要终止妊娠可做电吸术,简便、安全,但取绒毛要求较高的技术,医师的经验水平是至关重要的。

2.绒毛活检时间 多在妊娠 9~13 周进行。

3.取材途径 一般来说胎盘的位置决定了取样的途径。

(1)经腹绒毛取样:胎盘位于子宫前壁和底部或阴道感染时采用。

(2)经宫颈绒毛取样:胎盘后位和低位时采用。

(3)经阴道绒毛取样:极少采用。

4.安全问题 可能有流产、宫内感染、羊水渗漏、血肿及母体免疫反应等并发症,故术前要对孕妇进行详细全面的病史了解、全身检查、妇科检查及必要的化验检查。经腹绒毛活检术较经阴道绒毛活检术更安全。

(三)经皮脐血穿刺术

1983 年由 Daffos 首先报道在超声引导下成功地进行脐血管穿刺获取胎血产

前诊断胎儿先天性疾病,目前,此项技术在我国用于染色体病、某些基因病、宫内感染及胎儿血液性等产前诊断及宫内治疗,并取得了满意的效果。

1.取脐血时间　可从妊娠 20 周开始直至足月,孕 25～28 周容易穿刺成功。

2.方法　操作时首先用超声定位胎盘、胎儿及脐带位置,确定穿刺点,然后在无菌条件下用 21 号穿刺针在穿刺探头引导下经母腹壁及宫腔内刺入脐血管抽取胎血,取血量可达 6～8ml。

3.安全性和并发症　脐静脉穿刺术有一定的技术难度,不易掌握,并发症比羊膜腔穿刺多,如出血、流产、早产、胎儿心动过缓、穿刺后急性羊水过多等。偶有报道穿刺引起脐血管痉挛而引起胎儿心动过缓,甚至死亡。子宫过度敏感收缩压迫胎盘,使胎儿供血不足而窒息死亡。如果子宫敏感者不要勉强穿刺。文献报道与之有关的流产率为 1.9%～2.7%。

4.脐血检查内容

(1)快速核型分析。

(2)胎儿宫内感染的诊断。

(3)胎儿血液系统疾病的产前诊断与风险估计。

(4)确定胎儿血型。

(5)胎儿宫内生长迟缓的监测及胎儿宫内状况的评估。

(6)利用胎血管穿刺对胎儿溶血性贫血进行宫内输血治疗。

(四)超声影像诊断

能筛查胎儿有无先天畸形。一旦发现胎儿严重畸形应及时终止妊娠,可大大降低畸形儿的出生率。

(五)胎儿镜检查

胎儿镜是 1.7cm 的针镜,有纤维光导束,该检查方法是利用细小的纤维内镜经腹部或阴道进入羊膜腔,直视下观察胚胎或胎儿皮肤、颌面、肢体及神经管等外观有无异常。同时,可对胚胎或胎儿组织进行活检或行脐血穿刺采集胎血来进行产前诊断。该项检查所导致的主要并发症是胎儿死亡,其死亡率高达 4%～8%;同时,该项检查还可造成羊膜腔感染、羊水漏出或羊水栓塞等并发症,再加上该项检查的视野有限,因此,限制了该项技术在临床的应用。

(六)磁共振成像检查技术

随着磁共振成像(MRI)技术的快速发展,以其无放射性损伤、多方位成像、极高的软组织对比分辨力等优点,MRI 技术越来越多地应用于胎儿各系统的检查,逐渐成为胎儿超声检查的重要补充手段,并为胎儿的产前诊断提供了新的选择,与超声相比,磁共振在对于超声不能够单独做出诊断或对异常分类困难的病例中发挥着越来越重要的作用。

(七)快速产前诊断技术

染色体异常的产前诊断主要依靠细胞分裂中期染色体的分析,但这一常规细胞遗传学方法需要 2～3 周完成。这种方法耗时长,过程繁琐,对孕妇的身心健康很不利。因此,急需快速产前诊断方法缓解医患压力。

1.荧光原位杂交技术　荧光原位杂交技术(FISH)是以荧光素标记取代同位素标记而形成的核酸探针,与分裂期或间期细胞原位杂交后于荧光显微镜下观察染色体畸变的技术。FISH 具有快速、安全、灵敏度高,特异性强等优点,不仅能显示于染色体中期分裂象,还能显示于间期核细胞。在染色体病导致出生缺陷的患儿中,80%～90%是 13、18、21、X 与 Y 染色体非整倍体所致。通过这 5 个探针运用 FISH 方法快速产前诊断,可诊断出主要染色体病导致的出生缺陷儿。该方法可在 24～48h 完成快速诊断。

2.定量荧光多聚酶链式反应(QF-PCR)　该方法是将被检测的标本 DNA 采用荧光引物 PCR 方法,扩增特异重复的 DNA 序列,这些特异 DNA 重复序列被命名为短串联重复序列(STRs)。PCR 产物可通过荧光被检测到。应用自动化 DNA 测序仪和基因扫描软件检测各重复序列长度得到峰面积值而实现定量。检测结果可以在标本收集的 24～48h 得到。

(八)胚胎植入前诊断

胚胎植入前诊断(PGD)是指对配子或移入到子宫腔之前的胚胎进行遗传学分析,去除有遗传缺陷的配子或胚胎。它可以有效地避免传统的产前诊断技术对异常的胚胎进行治疗性流产的要求,因而受到广泛关注。由 Handyside1989 年首先报道。进入 20 世纪 90 年代,植入前诊断有了飞速的发展。1994 年,Monne 用荧光原位技术,在植入前诊断染色体非整倍体及胚胎性别获得成功。此后,多重 PCR、荧光 PCR、多色 FISH 等技术,特别是 1999 年以来开展的间期核转换技术,全基因组杂交技术相继用于 PGD,进一步促进了该技术的研究和应用。目前,PGD 的主要适应证有染色体疾病、性连锁疾病的性别鉴定和一些单基因疾病(纤维囊性变、进行性肌营养不良、GM 神经节苷脂沉积病 I 型和珠蛋白生成障碍性贫血等)。对于染色体疾病和性连锁疾病的性别鉴定主要依靠 FISH;而单基因遗传性疾病目前主要应用 PCR 及其衍生技术来完成。

(九)无创伤性产前诊断技术

在过去的 25 年中,产前细胞学诊断的方法主要有靠绒毛采样和羊水穿刺,均为创伤性检查,临床应用受到限制。应用母体血循环中的胎儿成分进行非侵入性产前诊断是无创伤的、易于被妊娠妇女接受的一种产前诊断方法,具有广阔的应用前景。这一技术与传统的产前细胞学检查相比,对母亲和胎儿更安全可靠且更易为孕妇所接受。

1.母体血循环中胎儿细胞　在母血中存在胎儿细胞已无争议,目前为止已分离出四种:有核红细胞、滋养层细胞、淋巴细胞、粒细胞。

(1)滋养层细胞:合体滋养层细胞经过子宫静脉进入肺泡组织形成栓子,只有极少量滋养层细胞进入母体循环,故外周血中含量极低,再则合体滋养层细胞的多核性和嵌合型,妨碍其在产前诊断中的应用。

(2)淋巴细胞:产生于孕中期,不利于早期产前诊断,而且胎儿淋巴细胞在孕妇外周血中生存期可达数年易误诊。

(3)有核红细胞:为目前最适合做胎儿产前诊断的胎儿细胞,可能是孕早期母血中主要的胎儿细胞,它在孕妇血中生存期短,寿命不超过 5d,不会持续到下次妊娠,因此可排除前次妊娠胎儿细胞的干扰。

(4)粒细胞:这种细胞很少受到关注。因母血中胎儿细胞数目极少,须建立有效的方法从母体外周血中分离胎儿细胞,使分选后胎儿细胞与母体血细胞的比率增加而便于检测。必须通过复杂的富集纯化技术,将胎儿细胞从大量的母体细胞中分离出来才能进行可靠的产前诊断。目前多采用荧光活性细胞分选、磁化活性分选、免疫磁珠分离、密度梯度离心、细胞培养等。由于所用设备价格昂贵、方法复杂限制了其临床推广应用。

2.母体血循环中胎儿游离 DNA　在母体血循环中胎儿游离 DNA 的发现是产前诊断的一个革命性的突破。胎儿游离 DNA 已广泛应用于产前诊断:胎儿非整倍体病;X 性锁隐性遗传病;Rh O 血型不合性溶血;常染色体显性遗传病;常染色体隐性遗传病。

第三节　产前筛查结果咨询和处理

产前筛查是指通过经济、简便和无创伤的检测方法,从孕妇人群中发现怀某些先天缺陷胎儿的高风险者,从而采取进一步措施——产前诊断,从而最大限度减少异常胎儿的出生。如何根据具体情况,选择合适的筛查方案或筛查模式,提高对胎儿染色体三体综合征的检出率,降低筛查的假阳性率从而提高筛查的效率,是目前产科面临的一个现实问题。

一、检查项目及意义

目前常用的唐氏综合征筛查项目:孕早期筛查、孕中期筛查。

1.孕早期筛查　一般在妊娠 11～13^{+6} 周进行。早孕期筛查的母体常用血清生化指标有妊娠相关血浆蛋白(PAPP-A)和游离 β-人绒毛膜促性腺激素(游离 β-hCG)。其他血清生化指标有:金属蛋白酶 12、抑制素 A;遗传学超声检查指标常用的有胎儿颈部透明带(NT)和胎儿鼻骨发育情况。对于孕早期筛查三体疾病为阳性的患者,可绒毛取材进行胎儿染色体核型分析。

优点:可以达到早筛查、早诊断和早干预的效果;孕早期联合筛查的检出率要高于孕中期,孕早期可检出 80%～89% 的唐氏综合征患儿,而孕中期检出率仅能达到 67%～76% 的唐氏患儿。

缺点:绒毛取材技术比羊膜腔穿刺技术复杂,母体组织污染率高,手术并发症发生率较羊膜腔穿刺高,尚未普遍开展。

2.孕中期筛查　一般在妊娠 16～20 周进行。常用于孕中期 DS 筛查的血清学指标有甲胎蛋白(AFP)、游离 β-人绒毛膜促性腺激素(游离 β-hCG)、游离雌三醇 $\mu E3$ 和抑制素 A(二联、三联、四联方案)。

优点:孕中期筛查结果报告后,对于高危患者的确诊通过取羊水内胎儿细胞进行。羊膜腔穿刺操作技术简单,成功率高,流产率低,染色体核型分析结果可靠,在全国很多单位都能进行。

缺点:孕中期筛查会增加患者焦急等待的时间,且检出率较孕早期低,漏诊率较高。

二、治疗方案及选择

各方案选择必须充分知情选择,签署知情同意书。

(一)孕早期筛查

单独的孕妇血清指标或 B 超指标应用于临床,检出率不是很高,而且有一定的假阳性和假阴性,所以早孕期筛查研究较多的是联合指标,目前公认最常用、最有效的方案是 PAPP-A、游离 β-hCG 血清和 B 超 NT 值联合筛查。

(二)孕中期筛查

妊娠 15～20 周是孕中期唐氏综合征筛查的最佳时期,是在此期间进行的血液检查基础上进行,筛查是为了评估你血液中各种不同的指标,包括:人绒毛膜促性腺激素(hCG)、甲胎蛋白(AFP)、雌三醇(μE_3)、抑制素 A。如为 18-三体胎儿,母血中的人绒毛膜促性腺激素和抑制素 A 的水平会较高,而甲胎蛋白和雌三醇的水平则较低。筛查包含的内容会有以下不同:两联筛查:评估 2 个指标,人绒毛膜促性腺激素和甲胎蛋白;三联筛查:评估 3 个指标,人绒毛膜促性腺激素、甲胎蛋白和雌三醇;四联筛查:评估 4 个指标,人绒毛膜促性腺激素、甲胎蛋白、雌三醇和抑制素 A。中期筛查的优点是血液取样容易,大多数实验室都能分析血液,缺点为唐氏儿筛查的准确性不如孕早期。两联筛查的检出率约为 59%,四联筛查的检出率约为 76%。

(三)孕早中期联合筛查

1.孕早期和孕中期整合筛查方案　孕早期进行 NT＋PAPP-A 或 PAPP-A＋β-hCG检测,孕中期进行 AFP＋β-hCG(或＋μE_3＋inhibinmA)检测。孕妇妊娠早期的血清学检查结果在早期检查结束后不告诉孕妇,直到妊娠中期,在孕早期结果基础上结合孕中期指标统一分析,得出风险比,再告之检测结果。

优点:检出率高,假阳性率低。

缺点:妊娠早期即发现为高危患者,要等到妊娠中期才能进行确定诊断,从而错过了早期诊断时机。另外,部分妊娠早期筛查为唐氏综合征危险很低的患者,在妊娠中期筛查时仍为低危,事实上这部分患者没有必要进行妊娠中期筛查,带来了不必要的担忧。

2.孕早、中期序贯筛查方案

(1)独立性序贯筛查方案:孕早期和孕中期均进行筛查,是否进行下一步确定诊断分别根据孕早期筛查结果和孕中期结果独立进行,这样提高了检出率(98%),但同时也增加了假阳性率(17%)。

(2)阶段性序贯筛查方案:孕早期筛查结果通知患者,但暂不进行绒毛取样。在孕早期结果基础上结合孕中期指标统一分析,得出风险比值,高危患者进行羊水染色体核型分析。阶段性序贯筛查方案的检出率为 71.8%。性价比最高但进行起来较困难,因为孕早期筛查结果通知患者后,很多高危患者不愿继续等待到孕中期而直接选择了介入性诊断;而部分低危患者也不愿意在中孕期继续进行唐氏筛查。

(3)酌情序贯筛查方案:使用三个截断值,即早孕筛查高值、早孕筛查低值和最终截断值。首先,所有孕妇均参加早孕筛查,计算早孕风险值,并根据风险对孕妇进行分组。风险高于早孕高值的孕妇将在早孕期抽取绒毛进行产前诊断,不必等待孕中期筛查结果;风险低于早孕低值的孕妇将终止筛查程序,不再接受孕中期筛查;只有部分中间风险的孕妇将继续接受孕中期筛查,最后结合孕早、中的结果计算综合风险值,并用最终截断值来判断是否需要进行确诊检查。与整合筛查相比,在相同的检出率(85％)下,酌情序贯筛查的假阳性率仅增高了 0.1％,但只有 25％的孕妇需要继续接受孕中期筛查。

三、病情判定

多采用超声筛查指标。

1.一般 NT 异常指标　妊娠 10 周≥1.8mm,11 周≥1.9mm,12 周≥2.1mm,13周≥2.2mm,11～13 周≥2.5mm。

2.胎儿鼻骨发育迟缓或缺失　有研究表明,73％(43/59)的唐氏综合征胎儿存在鼻骨缺失,而在正常胎儿中仅为 0.5％(3/603)。

3.其他 B 超筛查指标　如三尖瓣回流缺失,Falcon 等用脉冲波多普勒超声仪做胎儿心脏超声发现 77 例确诊有唐氏综合征胎儿中 57 例(74％)三尖瓣回流缺失。异常导管静脉血流(缺损或逆流)也是早孕期筛查的一项指标,但是这项研究目前还较少。

四、评价

目前,国际上临床中广泛使用的产前筛查策略还是以中孕联合筛查或早孕联合筛查为主,但是序贯筛查和早孕筛查将是未来的主要发展方向。国内目前主要是中孕双联或三联筛查,部分地区开展了早孕联合筛查。应结合自己单位的实际情况,指导患者选择适合的筛查方案,对筛查高危患者进行合理的诊断措施,从而减少唐氏综合征患儿的出生。

第二章 异常妊娠

第一节 妊娠剧吐

妊娠剧吐是在妊娠早期发生的一种现象,表现为频繁的恶心、呕吐,多于停经6周左右开始出现,轻者可于孕3个月后自行缓解,严重者不能进食,甚至出现体液失衡、酸中毒、电解质紊乱、肝肾衰竭而危及孕妇生命。其发生率一般在0.5%～2%。

一、妊娠剧吐的诊断

1.病史 停经后出现恶心、呕吐等反应,严重时不能进食。

2.临床表现 极度疲乏,皮肤干燥,尿量减少,脉搏加快,体温轻度升高,血压下降。严重者出现视网膜出血、精神迟钝或意识不清。

3.尿常规 尿量少,尿比重增加,尿酮体阳性,有时可出现蛋白尿及管型尿。

4.血液检查 血液浓缩时表现为血常规红细胞计数、血红蛋白含量、血细胞比容的升高。动脉血气分析血液 pH 值、二氧化碳结合力等,可有代谢性酸中毒表现。血清离子测定,注意有无电解质失衡,如低钾、低钠、低氯等。还应测定肝肾功能、凝血功能、甲状腺功能等。

5.心电图检查 受低血钾影响可出现心律失常、T 波改变、U 波出现等情况。

6.其他 必要时行眼底检查及神经系统检查。

二、妊娠剧吐的鉴别诊断

1.葡萄胎 有停经及呕吐的共同点。血人绒毛膜促性腺激素(HCG)明显高于相应孕周,超声检查提示子宫大于相应孕周,无妊娠囊或胎心搏动,宫腔内可见"落雪状"或"蜂窝状"回声。

2.急性病毒性肝炎 妊娠早期病毒性肝炎可使妊娠反应加重。部分患者有皮肤巩膜黄染,肝大,肝区叩击痛,肝酶异常升高,血清病原学肝炎病毒指标呈阳性。

3.急性胃肠炎　患者常有饮食不洁史,除恶心、呕吐外伴有腹痛、腹泻、发热、白细胞异常升高,抗生素治疗后多有好转。

4.急性胰腺炎　常为突发性上腹剧痛,伴有恶心、呕吐、肩背部放射痛,吐后腹痛不减轻,血尿淀粉酶升高,超声、CT示胰腺增大、胰周渗液等可鉴别。

三、妊娠剧吐的治疗

治疗原则:维持体液及新陈代谢平衡,必要时需终止妊娠。

1.轻症　门诊治疗,缓解精神紧张,流汁饮食,补充液体,补充维生素,定期复查尿常规、肝肾功能。

2.重症　住院治疗,尿酮体强阳性、肝肾功能受损、电解质失衡等可作为住院治疗的指征。①禁食 2～3 天,症状好转后逐渐增加饮食。②每日补液 3000ml 左右,加入氯化钾、维生素 C、维生素 B_6,肌内注射维生素 B_1、维生素 K,酸中毒者给予 5％碳酸氢钠纠酸治疗。酌情补充氨基酸、脂肪乳等。③观察患者尿量(≥1000ml),定期复查尿常规、肝肾功能、电解质,应根据化验结果调整用药。

3.终止妊娠指征　①持续黄疸。②持续蛋白尿。③体温升高,持续在 38℃以上。④心动过速(≥120 次/分钟)。⑤伴发 Wernicke 综合征(B 族维生素缺乏所致脑部出血坏死性损害)等。

四、临床经验及诊治进展

妊娠剧吐可致两种维生素缺乏,维生素 B_1 缺乏可致 Wernicke 综合征,主要表现为中枢神经系统症状:眼球震颤、视力障碍、共济失调,有时患者可出现言语增多、记忆障碍、精神迟钝或嗜睡、昏迷等脑功能紊乱状态。维生素 K 缺乏可致凝血功能障碍,孕妇出血倾向增加,可发生鼻出血、骨膜下出血,甚至视网膜出血。

明确诊断前要排除葡萄胎及其他可导致呕吐的消化道疾病和颅内病变。

大部分妊娠剧吐孕妇随着孕周增大症状逐渐缓解,预后好。考虑到长时间的代谢性酸中毒状态下可能出现胎儿发育的异常,因此当极少数患者病情严重,出现 Wernicke 综合征等严重并发症时,应建议立即终止妊娠,避免母亲的不良后果发生。但妊娠剧吐在下次妊娠时有再次发生的可能,故决定终止妊娠前需与家属充分沟通,病历中记录好终止妊娠的指征。

第二节 异位妊娠

正常妊娠时,受精卵着床于子宫体腔内膜。当受精卵于子宫体腔以外着床时,称为异位妊娠。异位妊娠是妇产科常见的急腹症之一,若不及时诊断和积极抢救,可危及生命。异位妊娠包括输卵管妊娠、卵巢妊娠、腹腔妊娠、阔韧带妊娠及宫颈妊娠等。

一、输卵管妊娠

异位妊娠中以输卵管妊娠最为多见,输卵管妊娠的发病部位以壶腹部最多,约占78%;其次为峡部、伞部、间质部妊娠较少见。输卵管管腔狭小,管壁薄且缺乏黏膜下组织,其肌层远不如子宫肌壁厚与坚韧,妊娠时又不能形成完好的蜕膜,不能适应胚胎的生长发育,因此,当输卵管妊娠发展到一定时期时将发生以下结局:输卵管妊娠流产、输卵管妊娠破裂、陈旧性宫外孕、继发性腹腔妊娠、持续性异位妊娠。常见病因有:输卵管炎症、输卵管手术史、输卵管发育不良或功能异常、子宫肌瘤或卵巢肿瘤等。

(一)异位妊娠的诊断

1.临床表现

(1)停经:多有6～8周停经史,但输卵管间质部妊娠停经时间较长。另有部分患者无明显停经史,可能因未仔细询问病史,或将不规则阴道出血误认为末次月经,或由于月经过期仅数日而不认为是停经。

(2)腹痛:是输卵管妊娠患者就诊的主要症状。输卵管妊娠发生流产或破裂之前,由于胚胎在输卵管内逐渐增大,输卵管膨胀而常表现为一侧下腹部隐痛或酸胀感。当发生输卵管流产或破裂时,患者突感一侧下腹部撕裂样疼痛,常伴有恶心、呕吐。若血液局限于病变区,主要表现为下腹部疼痛。当血液积聚于直肠子宫陷凹处时,出现肛门、坠胀感。随着血液由下腹部流向全腹,疼痛可由下腹部向全腹部扩散,血液刺激膈肌时,可引起肩胛部放射性疼痛。

(3)阴道出血:胚胎死亡后,常有不规则阴道出血,色暗红或深褐,量少呈点滴状,一般不超过月经量,少数患者阴道出血量较多,类似月经。阴道出血可伴有蜕膜管型或蜕膜碎片排出,系子宫蜕膜剥离所致。阴道出血一般常在病灶除去后,方能停止。

(4)晕厥与休克:由于腹腔急性内出血及剧烈腹痛,轻者出现晕厥,严重者出现失血性休克。出血量越多越快,症状出现也越迅速越严重,但与阴道出血量不成正比。

(5)腹部包块:当输卵管妊娠流产或破裂所形成的血肿时间较久者,因血液凝固与周围组织或器官(如子宫、输卵管、卵巢、肠管或大网膜等)发生粘连形成包块,包块较大或位置较高者,可于腹部叩及。

2.体征

(1)一般情况:腹腔内出血较多时,呈贫血貌。大量出血时,患者可出现面色苍白、脉快而细弱、血压下降等休克表现。体温一般正常,出现休克时体温略低,腹腔内血液吸收时体温略升高,但不超过 38℃。

(2)腹部检查:下腹有明显压痛及反跳痛,尤以患侧为著,但腹肌紧张轻微。出血较多时,叩诊有移动性浊音。

(3)盆腔检查:阴道内常有少量血液,来自宫腔。输卵管妊娠未发生流产或破裂者,除子宫略大较软外,仔细检查可能触及胀大的输卵管有轻度压痛。输卵管妊娠流产或破裂者,阴道后穹隆饱满,有触痛。宫颈举痛或摇摆痛明显,将宫颈轻轻上抬或向左右摇动时引起剧烈疼痛,此为输卵管妊娠的主要体征之一,是因加重对腹膜的刺激所致。子宫稍大而软。内出血多时,检查子宫有漂浮感。子宫一侧或其后方可触及肿块,其大小、形状、质地常有变化,边界多不清楚,触痛明显。病变持续较久时,肿块机化变硬,边界亦渐清楚。输卵管间质部妊娠时,子宫大小与停经月份基本符合,但子宫不对称,一侧角部突出,破裂所致的征象与子宫破裂极相似。

3.辅助检查

(1)血 β-HCG 测定:血 β-HCG 检测是早期诊断异位妊娠的重要方法。临床上常用酶联免疫试纸法测定尿 β-HCG,方法简便、快速,适用于急诊患者,但该法系定性试验,灵敏度不高。位妊娠时,患者体内 β-HCG 水平较宫内妊娠为低,因此需要采用灵敏度高的放射免疫分析测定法或酶联免疫吸附试验定量测定血 β-HCG。

(2)超声诊断:B 型超声显像对诊断异位妊娠有帮助。阴道 B 型超声检查较腹部 B 型超声检查准确性高。异位妊娠的声像特点:①子宫虽增大但宫腔内空虚,宫旁出现低回声区。该区若查出胚芽及原始心管搏动,可确诊异位妊娠。②B 型超声显像一般要到停经 7 周时,方能查到胚芽与原始心管搏动,而在停经 5～6 周时宫内妊娠显示的妊娠囊(蜕膜与羊膜囊形成的双囊)可能与异位妊娠时在宫内出现的假妊娠囊(蜕膜管型与血液形成)发生混淆。③输卵管妊娠流产或破裂后,则宫旁回声区缺乏输卵管妊娠的声像特征,但若腹腔内存在无回声暗区或直肠子宫陷凹处积液暗区像,对诊断异位妊娠有价值。诊断早期异位妊娠,单凭 B 型超声显像有时可能发生误诊。若能结合临床表现及 β-HCG 测定等,对诊断的帮助很大。

(3)腹腔穿刺:包括阴道后穹隆穿刺和经腹壁穿刺,为简单、可靠的诊断方法。适用于疑有腹腔内出血的患者。已知腹腔内出血最易积聚在直肠子宫陷凹,即使血量不多,也能经阴道后穹隆穿刺抽出血液。抽出暗红色不凝固血液,说明有血腹症存在。陈旧性宫外孕时,可以抽出小血块或不凝固的陈旧血液。若穿刺针头误入静脉,则血液较红,将标本放置 10 分钟左右,即可凝结。无内出血、内出血量很少、血肿位置较高或直肠子宫陷凹有粘连时,可能抽不出血液,因而后穹隆穿刺阴性不能否定输卵管妊娠存在。当出血多,移动性浊音阳性时,可直接经下腹壁一侧穿刺。

(4)腹腔镜检查:该检查有助于提高异位妊娠的诊断准确性,尤其适用于输卵管妊娠尚未破裂或流产的早期患者,并适用于与原因不明的急腹症鉴别。大量腹腔内出血或伴有休克者,禁止做腹腔镜检查。在早期异位妊娠患者,可见一侧输卵管肿大,表面紫蓝色,腹腔内无出血或有少量出血。

(5)诊断性刮宫:适用于阴道出血较多的患者,目的在于排除宫内妊娠流产。将宫腔排出物或刮出物做病理检查,切片中见到绒毛,可诊断为宫内妊娠,仅见蜕膜未见绒毛有助于诊断异位妊娠。由于异位妊娠时子宫内膜的变化多种多样,因此子宫内膜病理检查对异位妊娠的诊断价值有限。但也需谨慎宫内宫外同时妊娠的情况。

(二)异位妊娠的鉴别诊断

1.早期妊娠先兆流产　先兆流产腹痛较轻,阴道出血量少,宫内可见孕囊,无盆腹腔内出血征象。

2.卵巢囊肿蒂扭转或破裂　一般有附件包块病史,患者月经正常,无内出血征象,经妇科检查结合 B 型超声可明确诊断。亦有妊娠并发卵巢囊肿扭转、破裂可能,需认真鉴别。

3.卵巢黄体破裂出血　黄体破裂多发生在黄体期或月经期,B 型超声下可见附件区包块及盆腔积液,后穹隆穿刺抽出不凝血。但关键在于黄体破裂出血血、尿 HCG 为阴性。

4.外科急腹症　急性阑尾炎,常有明显转移性右下腹疼痛,多伴有发热、恶心、呕吐,血常规血象增高。输尿管结石,下腹一侧疼痛,突发,常呈绞痛,伴同侧腰痛,常有血尿,结合 B 型超声和 X 线检查可确诊。

（三）异位妊娠的治疗

以手术治疗为主，其次是非手术治疗。在抢救休克的同时，积极手术。

1.手术治疗　分为保守手术和根治手术。保守手术方式为保留患侧输卵管，根治手术方式为切除患侧输卵管，可开腹手术或腹腔镜下手术。

（1）输卵管切除术：输卵管妊娠一般采用输卵管切除术，尤其适用于内出血并发休克的急症患者。对这种急症患者应在积极纠正休克的同时，迅速打开腹腔，提出有病变的输卵管，用卵圆钳钳夹出血部位，暂时控制出血，并加快输血、输液，待血压上升后继续手术切除输卵管，并酌情处理对侧输卵管。

输卵管间质部妊娠，应争取在破裂前手术，以避免可能威胁生命的出血。手术应做子宫角部楔形切除及患侧输卵管切除，必要时切除子宫。

自体输血是抢救严重内出血伴休克的有效措施之一，尤其在缺乏血源的情况下更重要。回收腹腔内血液应符合以下条件：妊娠＜12周、出血时间＜24小时、血液未受污染、镜下红细胞破坏率＜30％。每100ml血液加入3.8％枸橼酸钠10ml抗凝，经8层纱布过滤后方可输回体内。回输自体血400ml应补充10％葡萄糖酸钙10ml。

（2）保守性手术：适用于有生育要求的年轻妇女，特别是对侧输卵管已切除或有明显病变者。根据受精卵着床部位及输卵管病变情况选择术式，若为伞部妊娠可行挤压将妊娠产物挤出；壶腹部妊娠行切开输卵管取出胚胎再缝合；峡部妊娠行病变节段切除及断端吻合。手术若采用显微外科技术可提高以后的妊娠率。术后需密切监测血HCG，预防持续性异位妊娠，必要时补充甲氨蝶呤（MTX）治疗。

2.药物治疗　主要适用于早期异位妊娠，要求保存生育能力的年轻患者。符合下列条件可采用此法：①无药物治疗的禁忌证。②输卵管妊娠未破裂或流产。③输卵管妊娠包块直径≤4cm且未见胎心搏动。④血β-HCG＜2000U/L。⑤无明显内出血。

化疗方法：甲氨蝶呤全身治疗，亦可局部注射。治疗机制是抑制滋养细胞增生，破坏绒毛，使胚胎组织坏死、脱落、吸收。全身治疗可每日0.4mg/kg，肌内注射，5日为1个疗程。若单次剂量肌内注射常用每平方米50mg体表面积计算，在治疗的第四日和第七日测血清β-HCG，若治疗第4～7日血β-HCG下降＜15％，应重复剂量治疗，然后每周重复测血清β-HCG，直至正常为止，一般需3～4周。应用化学药物治疗，未必每例均获成功，故应在甲氨蝶呤治疗期间，应用B型超声和β-HCG进行严密监护，并注意患者的病情变化及药物的不良反应。若用药后14日，β-HCG下降并连续3次阴性，腹痛缓解或消失，阴道出血减少或停止者为显效。若病情无改善,甚至发生急性腹痛或输卵管破裂症状,应立即进行手术治疗。局部用药为B型超声引导下穿刺或在腹腔镜下将甲氨蝶呤直接注入输卵管妊娠孕囊内。

(四)临床经验及诊治进展

宫内外同时妊娠在临床上较少见,由于诱发排卵、体外授精和胚胎移植术在临床的广为应用,使这种情况的发病率上升。在出现下列情况时,应警惕宫内外同时妊娠的可能:采用助孕技术以后的妊娠,自然流产或人工流产后HCG仍持续升高,子宫大于正常停经月份,一个以上的黄体囊肿存在,宫外妊娠无阴道出血。

手术治疗时,若发现孕囊比较小或已经发生输卵管妊娠流产,发现双侧输卵管均无明显肿块,无法确定哪一侧时,可以在每侧输卵管上注射10～20mg的甲氨蝶呤,既保留双侧输卵管,又可以将胚胎破坏吸收。

二、其他类型的异位妊娠

(一)卵巢妊娠

卵巢妊娠是指受精卵在卵巢着床和发育,其诊断标准为:①双侧输卵管正常。②胚泡位于卵巢组织内。③卵巢及胚泡以卵巢固有韧带与子宫相连。④胚泡壁上有卵巢组织。

卵巢妊娠的临床表现与输卵管妊娠极相似,主要症状为停经、腹痛及阴道出血。破裂后可引起腹腔内大量出血,甚至休克。因此,术前往往诊断为输卵管妊娠或误诊为卵巢黄体破裂。术中经仔细探查方能明确诊断,因此对切除组织必须常规进行病理检查。

治疗方法为手术治疗,手术应根据病灶范围做卵巢部分切除、卵巢楔形切除、卵巢切除术或患侧附件切除术,手术亦可在腹腔镜下进行。

(二)腹腔妊娠

腹腔妊娠是指位于输卵管、卵巢及阔韧带以外的腹腔内妊娠,其发生率约为1:15000,腹腔妊娠分原发性和继发性两种。

原发性腹腔妊娠指受精卵直接种植于腹膜、肠系膜、大网膜等处,极少见,其诊断标准为:①两侧输卵管和卵巢必须正常,无近期妊娠的证据。②无子宫腹膜瘘形成。③妊娠只存在于腹腔内,无输卵管妊娠等的可能性。促使受精卵原发种植于腹膜的因素可能为腹膜上存在子宫内膜异位灶。继发性腹腔妊娠往往发生于输卵管妊娠流产或破裂后,偶可继发于卵巢妊娠或子宫内妊娠而子宫存在缺陷(如瘢痕子宫裂开或子宫腹膜瘘)破裂后。胚胎落入腹腔,部分绒毛组织仍附着于原着床部位,并继续向外生长,附着于盆腔腹膜及邻近脏器表面。腹腔妊娠由于胎盘附着异常,血液供应不足,胎儿不易存活至足月。

患者有停经及早孕反应,且病史中多有输卵管妊娠流产或破裂症状,即停经后腹痛及阴道出血。随后阴道出血停止,腹部逐渐增大。若胎儿死亡,妊娠征象消失,月经恢复来潮,粘连的脏器和大网膜包裹死胎。胎儿逐渐缩小,日久者干尸化或成为石胎。若继发感染,形成脓肿,可向母体的肠管、阴道、膀胱或腹壁穿通,排出胎儿骨骼。若胎儿存活并继续生长,胎动时,孕妇常感腹部疼痛,腹部检查发现子宫轮廓不清,但胎儿肢体极易触及,胎位异常,肩先露或臀先露,胎先露部高浮,胎心异常清晰,胎盘杂音响亮。盆腔检查发现宫颈位置上移,子宫比妊娠月份小并偏于一侧,但有时不易触及,胎儿位于子宫另一侧。近预产期时可有阵缩样假分娩发动,但宫口不扩张,经宫颈管不能触及胎先露部。B型超声显像若宫腔空虚,胎儿位于子宫以外,有助于诊断。

腹腔妊娠确诊后,应剖腹取出胎儿,胎盘的处理应特别慎重,因胎盘种植于肠管或肠系膜等处,任意剥离将引起大出血。因此,对胎盘的处理要根据其附着部位、胎儿存活及死亡时间来决定。胎盘附着于子宫、输卵管或阔韧带者,可将胎盘连同附着的器官一并切除。胎盘附着腹膜或肠系膜等处,胎儿存活或死亡不久(不足4周),则不能触动胎盘,在紧靠胎盘处结扎切断脐带取出胎儿,将胎盘留在腹腔内,约需6个月逐渐自行吸收,若未吸收而发生感染者,应再度剖腹酌情切除或引流;若胎儿死亡已久,则可试行剥离胎盘,有困难时仍宜将胎盘留于腹腔内,一般不做胎盘部分切除。术前须做好输血准备,术后应用抗生素预防感染。

(三)宫颈妊娠

受精卵着床和发育在宫颈管内者称宫颈妊娠,极罕见。多见于经产妇。有停经及早孕反应,主要症状为阴道出血或血性分泌物,出血量一般是由少到多,也可为间歇性阴道大出血。主要体征为宫颈显著膨大,变软变蓝,宫颈外口扩张边缘很薄,内口紧闭,而宫体大小及硬度正常。宫颈妊娠的诊断标准为:①妇科检查发现在膨大的宫颈上方为正常大小的子宫。②妊娠产物完全在宫颈管内。③分段刮宫,宫腔内未发现任何妊娠产物。

本病易误诊为难免流产,若能提高警惕,发现宫颈特异改变,有可能明确诊断。B型超声显像对诊断有帮助,显示宫腔空虚,妊娠产物位于膨大的宫颈管内。确诊后可行刮宫术,术前应做好输血准备,术后用纱布条填塞宫颈管创面以止血,若出血不止,可行双侧髂内动脉结扎。若效果不佳,则应及时行全子宫切除术,以挽救患者生命。

为了减少刮宫时出血并避免切除子宫,近年常采用术前给予甲氨蝶呤(MTX)治疗。MTX 每日肌内注射 20mg,共 5 日,或采用 MTX 单次肌内注射 50mg/m²,或将 MTX 50mg 直接注入妊娠囊内。经 MTX 治疗后,胚胎死亡,其周围绒毛组织坏死,刮宫时出血量明显减少。

(四)子宫残角妊娠

子宫残角为先天发育畸形,由于一侧副中肾管发育不全所致。残角子宫往往不与另一发育较好的子宫腔沟通。但有纤维束与之相连。子宫残角妊娠是指受精卵着床于子宫残角内生长发育。残角子宫壁发育不良,不能承受胎儿生长发育,常于妊娠中期时发生残角自然破裂,引起严重内出血,症状与输卵管间质部妊娠相似。偶有妊娠达足月者,分娩期亦可出现宫缩,但因不可能经阴道分娩,胎儿往往在临产后死亡。B 型超声显像可协助诊断,确诊后应及早手术,切除残角子宫。若为活胎,应先行剖宫产,然后切除残角子宫。

(五)剖宫产瘢痕妊娠

剖宫产瘢痕妊娠虽较少见,但随着剖宫产率的增加,其发生率呈明显增长趋势。其发病机制尚未明了,可能为受精卵通过子宫内膜和剖宫产瘢痕间的微小腔道着床在瘢痕组织中,其后胚囊由瘢痕组织的肌层和纤维组织包绕,完全与子宫腔隔离。目前认为,除剖宫产外,其他子宫手术也可形成子宫内膜和手术瘢痕间的微小腔道,如刮宫术、肌瘤剥除术及宫腔镜手术等。瘢痕组织中胚囊可继续发育、生长,但有自然破裂而引起致命性出血的潜在危险。另外,胚囊滋养细胞也可能出现:①浸润膀胱,引起相应症状和体征。②穿透子宫下段瘢痕组织,胚囊落入腹腔,继续生长,形成腹腔妊娠。剖宫产瘢痕妊娠 5~16 周间的临床表现多为无痛性少量阴道出血,约 16% 患者伴有轻度腹痛,约 9% 患者仅有腹痛。

诊断主要依靠超声检查,B 型超声可见:①子宫腔与宫颈管内均未见孕囊。②孕囊位于子宫峡部的前部。③约 2/3 患者的孕囊和膀胱壁间肌性组织厚度＜5mm、且有缺损。④偶见子宫下段肌性组织断损,孕囊突于其间。必要时也可借助磁共振、宫腔镜及腹腔镜检查协助诊断。剖宫产瘢痕妊娠需与宫颈峡部妊娠相鉴别,后者孕囊与膀胱壁间肌性组织完整、阴道出血量多;B 型超声检查可见孕囊位于颈管内。目前,尚无标准的治疗方案,多采用甲氨蝶呤(MTX)保守治疗和子宫动脉栓塞(同时用栓塞剂和 MTX),也可行开腹或腹腔镜下瘢痕(包括孕囊)楔形切除术。必要时,可行全子宫切除术。

第三节　流　产

妊娠在 28 周以前终止,胎儿体重不足 1000g 称之为流产。根据时间,发生在妊娠 12 周以前的称为早期流产;发生在妊娠 12 周或之后者,称为晚期流产。在早期流产中,约 2/3 为隐性流产,胚胎在着床后很快就停止发育,仅表现为月经过多或月经延期,即早早孕流产(也称生化妊娠)。

根据流产的原因不同分为自然流产及人工流产。自然流产的临床过程及表现又分为先兆流产、难免流产、不完全流产、完全流产及稽留流产。根据自然流产的次数,将连续发生 3 次或 3 次以上的自然流产定义为习惯性流产(或称复发性流产)。在所有临床确认的妊娠中自然流产发生率为 10%～15%,复发性流产发生率为 0.5%～3%。

一、流产的诊断

1.病史　多有停经史,停经时间不等,伴有早孕反应。大部分患者有阴道出血或腹痛,早期流产者临床过程表现为先出现阴道出血,后出现腹痛。晚期流产者表现为先出现腹痛,后出现阴道出血。部分患者有反复流产史。

2.查体　阴道有不同程度的出血,部分患者阴道分泌物无血迹,但分泌物量多伴有异味,有阴道炎症表现可能是流产的诱因。宫颈口可扩张,有时可见妊娠物嵌顿。子宫增大,可与停经周数不相符。

3.实验室检查　尿妊娠试验阳性,对血 HCG 及黄体酮的定量测定可协助判断先兆流产的预后。必要时检查血常规、C 反应蛋白(CRP),判断有无流产感染。

4.超声检查　B 型超声下可以监测胚胎是否存活从而明确流产类型,依据妊娠囊形态、位置判断预后。

5.不同类型的流产

(1)先兆流产:孕 28 周前少量阴道出血,部分患者伴有下腹隐痛及腰酸。妇科检查宫颈口未开,胎膜未破,B 型超声下可见胎心存在,胚胎或胎儿存活。

(2)难免流产:在先兆流产的基础上阴道出血增多,腹痛加剧或出现阴道流水,妇科检查有时可见宫口已经扩张或可见妊娠物堵塞于宫颈内口。

(3)不完全流产:在难免流产的基础上妊娠物部分排出,可见阴道出血量多,甚至出现休克,妇科检查可见宫口扩张,妊娠物嵌顿于宫颈口或阴道内,子宫一般小于停经周数。

（4）完全流产：阴道出血少，腹痛消失，妇科检查宫口闭合，B 型超声检查妊娠物已完全排出子宫。

（5）稽留流产：胚胎或胎儿已经死亡滞留于宫腔内未能及时排出。患者有少量阴道出血、腹痛或无任何症状。B 型超声检查未闻及胎心。

（6）流产合并感染：流产过程中因阴道出血时间长或阴道炎症上行感染，表现为发热，腹痛明显，妇科检查可有阴道内异味、宫体压痛，实验室检查血常规白细胞、CRP 异常升高。

二、流产的鉴别诊断

1.异位妊娠　早孕期间的先兆流产引发阴道出血或腹痛易与异位妊娠混淆。实验室检查血、尿 HCG 阳性可明确妊娠，但 B 型超声检查异位妊娠宫内未见孕囊，附件区可见异常包块，甚至妊娠囊、心管搏动。在宫内宫外均未见妊娠囊时需特别谨慎，密切随访。

2.葡萄胎　常有妊娠反应严重、阴道出血、子宫大于实际孕周等临床表现，B 型超声下可见子宫腔内落雪征或蜂窝征。

3.妊娠并发急腹症或肌瘤变性　妊娠并发急腹症如阑尾炎、胆囊炎、卵巢囊肿蒂扭转等或子宫肌瘤变性也可引发先兆流产，但不能只顾保胎治疗而忽略了流产的诱发因素。

4.妊娠并发宫颈糜烂或息肉出血　妊娠后阴道出血仍需在妇科检查时小心撑开阴道观察宫颈情况，盲目使用保胎药物并不能控制宫颈表面出血，甚至有少数病例出现妊娠并发宫颈癌的漏诊。

三、流产的治疗

根据流产的不同类型，如先兆流产、难免流产、不完全流产、完全流产和稽留流产等进行相对应处理。先兆流产以保胎为原则；难免流产应清除宫腔内胚胎组织；不完全流产应清除宫腔；完全流产，在胚胎组织排出后，流血停止，腹痛消失，除嘱患者休息，无须特殊处理；稽留流产，妊娠 3 个月内如已确诊为死胎，可立即清除宫腔，如孕期超过 3 个月，先用大量雌激素，然后再用催产素引产，如不成功，可考虑手术

1.先兆流产

（1）一般处理：卧床休息，忌性生活，缓解紧张、焦虑情绪。

（2）查找病因对症药物或手术治疗：①黄体功能不全。孕前异常的基础体温测

量记录及超声测量子宫内膜厚度、孕期连续监测血清孕激素水平可明确该诊断。给予黄体酮10~20mg,每日肌内注射。②甲状腺功能低下。实验室检测临床甲状腺功能低下或抗甲状腺过氧化物酶抗体(TPOAb)阳性的亚临床甲状腺功能低下孕妇,可口服小剂量左甲状腺素片。③宫颈功能不全。宫颈软化,无明显腹痛而宫颈内口开大2cm以上,B型超声下显示宫颈管缩短,宫颈呈漏斗样改变。可于孕12~18周行宫颈内口环扎术。④其他。给予HCG 2000U,隔日肌内注射;口服维生素E 10mg,每日3次;中成药如保胎灵、安胎丸等。

(3)定期监测:定期复查B型超声注意胎心、羊水变化,监测血常规及CRP有无感染迹象,血HCG值有无不升反降,若孕妇阴道出血症状加重,出现胎膜早破、感染迹象、血HCG下降或胚胎、胎儿死亡时,及时终止妊娠。

2.难免流产 一经确诊,尽快排出妊娠物。早期流产可行吸宫术或刮宫术,晚期流产可予以缩宫素10~20U加入5％葡萄糖溶液500ml中,静脉滴注,以促进子宫收缩。术后B型超声检查宫内有无残留,必要时再次清宫,给予广谱抗生素预防感染,益母草等促进子宫复旧,必要时给予维生素 B_6 每次70mg,每日3次口服。回奶治疗,配合芒硝乳房外敷。

3.不完全流产 尽快行刮宫术或钳刮术,清除宫腔内残留组织。阴道大量出血伴休克者,给予输液、输血治疗,并给予抗生素预防感染。

4.完全流产 经B型超声检查证实宫腔内无残留物,一般不需特殊处理。存在高危因素时,可给予抗生素预防感染。

5.稽留流产 确诊稽留流产后,应尽快终止妊娠,否则胎盘组织机化,与子宫壁紧密粘连,造成刮宫困难。稽留时间过长,可能发生凝血功能障碍,导致弥散性血管内凝血(DIC),造成严重出血,且晚期流产较早期流产更易出现此类情况。治疗前应检查血常规、凝血功能,做好配血、输血准备。若凝血功能障碍,应尽早使用肝素、纤维蛋白原及输新鲜血等,待凝血功能好转后,再行引产或刮宫。若凝血功能正常,子宫小于妊娠10周,可直接行清宫术,术时注射宫缩药以减少出血,若胎盘组织机化并与宫壁粘连较紧,手术应特别小心,防止穿孔,一次不能刮净,可于5~7日后再次刮宫。子宫大于12孕周者,应静脉滴注缩宫素(5~10U加入5％葡萄糖液内),也可给予米非司酮200mg,顿服,米索前列醇600μg,塞阴道,或利凡诺尔100mg,羊膜腔内注射药物引产。

6.流产并发感染 治疗原则为积极控制感染,尽快清除宫内残留物。若阴道出血不多,应用抗生素2~3日,待控制感染后再行清宫。若阴道出血量多,静脉滴注抗生素和输血的同时,用卵圆钳将宫腔内残留组织夹出,使出血减少,切不可用刮匙全面搔刮宫腔,以免造成感染扩散。术后继续应用抗生素,待感染控制后再行彻底刮宫。控制感染在抗生素的选择上应考虑对需氧菌、厌氧菌有效的抗生素,若无药物过敏史,可考虑使用头孢类药物配伍甲硝唑。必要时完善血培养,取宫颈管及宫腔内容物做厌氧菌及需氧菌培养,根据药敏试验选择合适的药物。若已并发感染性休克者,应积极纠正休克。若感染严重或腹腔、盆腔有脓肿形成时,应行手术引流。抢救效果不显著时可考虑切除子宫。

四、临床经验及诊治进展

在临床诊疗过程中,早期流产应注意与异位妊娠相鉴别,学会对血 HCG 及 B 型超声进行动态监测,保胎治疗的过程中要加强监测,适时进行再评估,明确保胎适应证及禁忌证。在治疗方案的制定上,应充分与患者和其家属沟通,做好病情的解释,提前告知可能出现的风险及并发症,避免医疗纠纷。流产后要告知患者不要在 3 个月内再次受孕,如果怀孕,流产几率高。

在临床工作中,医生经常被先兆流产患者或是习惯性流产患者及其家属问及流产的病因及预防的相关问题。早期流产多与胎儿染色体异常、内分泌异常等有关,晚期流产多与生殖道感染、子宫解剖缺陷有关。复发性流产夫妇中染色体异常的约占 4%,非流产夫妇中此比例仅为 0.2%。妊娠结局取决于染色体结构异常的类型、大小和位置。目前,针对遗传因素所致复发性流产,主要是通过遗传咨询和产前诊断进行治疗,通过孕期绒毛活检、羊水穿刺、脐动脉穿刺等方法检查胚胎或胎儿的染色体。再次妊娠成功率仅为 20%,必要时需要选择性人工流产。还有一些存在遗传因素患者只能通过供卵、供精进行治疗,甚至领养的方式。

第四节　早产

妊娠满 28 周而不满 37 足周(196～258 日)间分娩者称早产,占分娩总数的5%～15%。早产儿各器官发育不成熟,易发生脑瘫、视听障碍、呼吸窘迫综合征、湿肺、坏死性小肠炎、动脉导管未闭等,抢救费用大,约有 15% 于新生儿期死亡。除去致死性畸形,75% 以上围生儿死亡与早产有关。

一、早产的诊断

1.早产的病因及高危因素

(1)孕妇方面:①生殖系统炎症或发育畸形。B 族链球菌感染及沙眼衣原体、支原体感染引起的下生殖道感染、绒毛膜羊膜炎等。子宫畸形包括单角子宫、双角子宫及纵隔子宫等。此外,宫颈内口松弛与子宫肌瘤也易发生早产。②孕妇并发急性或慢性疾病,如急性肾盂肾炎、急性阑尾炎、妊娠期肝内胆汁淤积症,慢性肾炎、妊娠期高血压疾病、内外科并发症等引起的医源性早产。③以往有流产、早产史或本次妊娠期有阴道出血史的孕妇容易发生早产。

(2)胎儿、胎盘因素:胎儿畸形、多胎妊娠、羊水过多、胎膜早破、宫内感染、胎盘功能不全、母儿血型不合、前置胎盘及胎盘早剥等。

2.早产的临床表现　主要是子宫收缩,最初为不规则宫缩,并常伴有少许阴道出血或血性分泌物,以后可发展为规则宫缩,与足月临产相似。若子宫收缩较规则(20 分钟≥4 次,或 60 分钟≥8 次),伴有宫颈管消退≥80%及进行性宫口扩张 1cm以上时,可诊断为早产临产。

3.早产的预测

(1)宫颈内口形态的变化:在阴道超声下,正常妊娠宫颈长度≥3cm,宫颈内口形状为"T"形。宫颈内口形状的变化若逐渐变成"Y、V、U"形,或宫颈管长度<3cm,则提示早产发生可能性大。

(2)胎儿纤维连接蛋白(fFN):fFN 是一种细胞外基质蛋白,由羊膜、蜕膜和绒毛膜合成分泌,正常妊娠 20 周前阴道后穹隆分泌物中可呈阳性改变,但妊娠 22～35 周应为阴性,孕 36 周后可以为阳性。因此妊娠 22～35 周,出现先兆早产症状者,可行 fFN 检测,若为阳性,提示胎膜与蜕膜分离,有早产风险。该检测阴性预测值为 98%,预测价值较大,可以认为有症状但监测阴性的孕妇在 2 日内发生早产的危险性小于 1%。注意在 fFN 检测前不能行阴道检查及阴道 B 型超声检测,24小时内禁止性交。

二、早产的鉴别诊断

1.生理性子宫收缩　生理性子宫收缩,一般为不规则、无痛感,且不伴宫颈管消退等改变。

2.胎盘早剥　患者主诉有腹痛腹胀,查体可叩及宫缩,但子宫持续高涨状态,甚至呈现板样硬,有时阴道出血量偏多,胎心音异常,B 型超声下发现胎盘增厚或胎盘后血肿。

3.妊娠合并外科急腹症　妊娠合并阑尾炎、胆囊炎、肾绞痛等也表现为下腹痛,但通常伴有血常规血象升高,抗感染治疗后可好转,若不及时诊断治疗,急腹症也可称为早产的诱因。

三、早产的治疗

治疗原则:若胎儿存活,无胎儿窘迫、胎膜未破,应设法抑制宫缩,尽可能使妊娠继续维持。若胎膜已破,早产不可避免时,应尽力设法提高早产儿的存活率。

1.一般处理　卧床休息,左侧卧位,可减少自发性宫缩,提高子宫血流量,改善胎盘功能,增加胎儿氧供与营养。

2.促胎肺成熟　对于孕 34 周前的早产,应用糖皮质激素能促进胎肺成熟,同时也能促进胎儿其他组织发育,明显减少新生儿呼吸窘迫综合征。治疗方案:单胎妊娠,地塞米松 5mg,肌内注射,每 12 小时 1 次,共 4 次。双胎妊娠,地塞米松 5mg,肌内注射,每 8 小时 1 次,共 6 次。注意糖皮质激素的不良反应:孕妇血糖升高,多疗程反复应用可能对胎儿神经系统发育产生一定的影响。禁忌证:临床已有宫内感染证据者。

3.抑制宫缩药物

(1)β-肾上腺素受体激动剂:这类药物可激动子宫平滑肌中的 β_2 受体,抑制子宫平滑肌收缩,减少子宫的活动而延长孕周。但其不良反应较多,特别是心血管不良反应较突出,常使母胎心率增快,孕妇血压下降。此外,尚有恶心、呕吐、头昏、出汗、肺水肿、低血钾及血糖增高等不良反应,应予注意。目前,常用药物有:利托君 100mg 加入 5％葡萄糖液 500ml,开始时以每分钟 0.05mg 的速度静脉滴注,以后每隔 10~15 分钟增加 0.05mg,最大滴速每分钟 0.35mg,待宫缩抑制后至少持续静脉滴注 12 小时,再改为口服治疗。注意监测孕妇呼吸、心率、血压,胎心率,总液体量不超过 2000ml/L,定期复查血生化指标,谨防低钾血症。如心率≥140 次/分钟应停药。对并发心脏病、重度高血压、未控制的糖尿病患者应慎用。

(2)硫酸镁:镁离子直接作用于子宫肌细胞,拮抗钙离子对子宫收缩的活性,从而抑制子宫收缩。一般采用 25％硫酸镁 16ml 加入 5％葡萄糖溶液 100~250ml 中,30~60 分钟内缓慢静脉滴注,然后用 25％硫酸镁 20~40ml 加入 5％葡萄糖液 500ml 中,以每小时 1~2g 速度静脉滴注,直至宫缩停止。用药过程中应注意呼吸(每分钟不少于 16 次)、膝反射(存在)及尿量(每小时不少于 17ml 或 24 小时不少于 400ml)等,定期监测血镁浓度。禁忌证:肾功能不良、肌无力、心脏病患者。镁中毒解毒:10％葡萄糖酸钙 10ml 静脉缓慢推注(5~10 分钟)。

(3)前列腺素合成酶抑制剂:前列腺素有刺激子宫收缩和软化宫颈的作用。前列腺素合成酶抑制剂可抑制前列腺素合成酶、减少前列腺素的合成或抑制前列腺素的释放以抑制宫缩。常用药物有吲哚美辛及阿司匹林等。吲哚美辛 25mg,每 8

小时口服一次,24 小时后改为每 6 小时一次。由于该类药物可通过胎盘到达胎儿,可使胎儿动脉导管提前关闭,导致胎儿肺动脉高压、血液循环障碍,而且有使肾血管收缩,抑制胎儿尿形成,使肾功能受损、羊水减少的不良反应。因此,此类药物已较少应用,必要时仅能短期(不超过 1 周)服用。

(4)钙离子拮抗剂:抑制钙离子进入子宫肌细胞膜,抑制缩宫素及前列腺素的释放,达到治疗早产的效果。常用硝苯地平 10mg,舌下含服,每 6～8 小时一次。若与硫酸镁合用,应防止血压急剧下降。对充血性心力衰竭、主动脉狭窄者应禁用。

4.控制感染　因感染是早产的重要诱因,所以保胎治疗的同时不要忽略对早产诱发因素的治疗,如下生殖道或泌尿系统炎症、阑尾炎、胆囊炎等,给予抗感染治疗,必要时可选择手术。

5.终止早产的指征　①宫缩进行性增强,经过治疗无法控制者。②有宫内感染。③继续妊娠对母胎危害大。④孕周已达 34 周,如无母胎并发症,停用抗早产药,顺其自然,不必干预,只需密切监测胎儿情况即可。

6.不可避免早产的处理　对难免早产,停用一切抑制宫缩的药物,严密观察产程进展并做好产时处理,设法降低早产儿的发病率与死亡率。大部分早产儿可经阴道分娩,产程中左侧卧位,间断面罩吸氧,肌内注射维生素 K_1,减少新生儿颅内出血的发生。密切监测胎心,临产后慎用可能抑制新生儿呼吸中枢的镇静药(吗啡、哌替啶)。第二产程可行会阴后一侧切开,缩短胎头在盆底的受压时间,从而减少早产儿颅内出血的发生。对于早产胎位异常者,在权衡新生儿存活利弊基础上,可以考虑剖宫产。

四、临床经验及诊治进展

早产儿死亡与胎龄密切相关,随着地塞米松促胎肺成熟的应用推广及监护、抢救水平的提高,早产儿存活率有很大的提高,故近年来国外学者将早产定义时间的上限提前到妊娠 20 周。

预防早产是降低围生儿死亡率的重要措施之一。定期产前检查,指导孕期卫生,对可能引起早产的因素应充分重视。切实加强对高危妊娠的管理,积极治疗妊娠并发症,预防胎膜早破,预防亚临床感染。宫颈内口松弛者,应于妊娠 14～16 周做宫颈内口环扎术。

保胎过程需与患者及家属密切沟通病情变化,若存在难免早产,应向患者交代早产儿出生后存在的风险及抢救费用;存在医源性早产需终止妊娠时要告知家属理由,取得患者及家属知情同意并签字。

第五节　胎儿生长受限

胎儿生长受限(FGR)又称胎盘功能不良综合征,是指胎儿受各种不利因素影响,未能达到其潜在的所应有的生长速率,表现为足月胎儿出生体重小于2500g,或胎儿体重低于同孕龄平均体重的2个标准差,或低于同孕龄正常体重的第10百分位数。美国发病率为3%～10%,我国的发病率平均为6.39%,是围生期主要并发症之一,死亡率为正常胎儿的4～6倍。其不仅影响胎儿的发育,也影响儿童期及青春期的体能与智能发育。

其病因多而复杂,有些尚不明确,主要有如下几种:①孕妇因素。最常见,占50%～60%。如孕妇缺乏营养,妊娠并发症(如妊娠期高血压疾病、多胎妊娠、前置胎盘、胎盘早剥、过期妊娠、妊娠期肝内胆汁淤积症等);其他,如孕妇年龄、地区、体重、身高、吸烟、吸毒、酗酒等,以及宫内感染、子宫发育畸形、母体接触放射线或有毒物质等。②胎儿因素。胎儿遗传性疾病或染色体疾病,如21-三体、18-三体或13-三体综合征,Turner综合征(染色体核型为45,XO),三倍体畸形等。胎儿本身发育缺陷、胎儿代谢功能紊乱、各种生长因子缺乏、胎儿宫内感染、接触放射线等。③胎盘或脐带因素。胎盘梗死、炎症、功能不全,以及脐带过长、过细、扭转、打结等。

一、胎儿生长受限的诊断

孕期准确诊断FGR并不容易,常在分娩后才能确诊。密切关注胎儿发育情况是提高FGR诊断率及准确率的关键。

1.病史　①准确判断孕龄。②确定有无引起FGR的高危因素,如既往有无先天畸形、FGR、死胎的不良分娩史,有无慢性高血压、慢性肾病、严重贫血等疾病,有无吸烟、吸毒与酗酒等不良嗜好,工作生活中是否接触有害、有毒物质。

2.临床指标　测量宫高、腹围、体重,推测胎儿大小。①宫高、腹围值连续3周均在第10百分位数以下者,为筛选FGR指标,预测准确率达85%以上。②计算胎儿发育指数。胎儿发育指数＝宫高(cm)－3×(月份＋1),指数在－3和＋3之间为正常,小于－3提示有FGR的可能。③孕晚期孕妇每周增加体重0.5kg,若停滞或增长缓慢时可能为FGR。

3.辅助检查

(1)B型超声测量:判断 FGR 较准确,常用指标有:①胎儿双顶径(BPD)。正常孕早期每周平均增长 3.6~4.0mm,孕中期 2.4~2.8mm,孕晚期 2.0mm。若每周增长<2.0mm,或每 3 周增长<4.0mm,或每 4 周增长<6.0mm,于孕晚期每周增长<1.7mm,均应考虑 FGR 可能。②头围与腹围比值(HC/AC)。妊娠 36 周以前腹围值小于头围值,36 周时两者相等,此后腹围值大于头围值。计算 HC/AC,比值小于同孕周平均值的第 10 百分位数,即有 FGR 可能,有助于估算不均称型 FGR。③羊水量与胎盘成熟度。多数 FGR 出现羊水过少、胎盘老化的 B 型超声图像。④超声多普勒。孕晚期 S/D 值≤3 为正常值,脐血 S/D 值升高时 FGR 的发生率明显升高;胎儿生物物理评分可协助诊断。

(2)监测胎心:定期进行胎儿胎心电子监护。

(3)化验检查:尿 E3 和 E/C 比值、血甲胎蛋白、胎盘生乳素、妊娠特异性糖蛋白、碱性核糖核酸酶、微量元素锌(Zn)、病原微生物 TORCH 感染的检测及胎儿染色体核型分析等。

二、胎儿生长受限的鉴别诊断

根据胎儿生长特征、发生时间及病因等,将胎儿生长受限分为内因性均称型、外因性不均称型、外因性均称型 FGR。

1.内因性均称型 FGR　属于原发性胎儿生长受限,抑制生长的因素主要作用在受孕时或在妊娠早期,常因某些染色体异常、宫内感染及环境有害物质所致。特点:①体重、身长、头径均相称,但均小于该孕龄正常值,外表无营养不良表现。②脑重量轻,常有脑神经发育障碍。③胎盘组织结构无异常,但体积重量小。④半数有先天畸形。⑤产后新生儿生长发育亦有困难,多伴有智力障碍。

2.外因性不均称型 FGR　属于继发性生长发育不良,不良因素主要作用在妊娠中、晚期。如妊娠期高血压疾病、慢性高血压、糖尿病、过期妊娠等导致胎盘功能不全。特点:①各器官细胞数正常,但细胞体积缩小。②身长、头径与孕龄相符而体重偏低。③新生儿发育不匀称,外观呈营养不良或过熟儿状态。④胎盘体积重量正常,常有梗死、钙化、胎膜黄染等。出生后躯体发育正常,容易发生低血糖。

3.外因性均称型 FGR　为上述两型之混合型,致病因素在整个妊娠期发生作用,常因缺乏重要生长因素,如叶酸、氨基酸、微量元素或受有害药物影响所致。特点:①身长、体重、头径相称,但均较小。②外表有营养不良表现,常伴明显的生长与智力障碍。③胎盘外观正常,但体积小。

三、胎儿生长受限的治疗

1.寻找病因 对临床怀疑 FGR 的孕妇,应尽可能找出致病原因,排除胎儿畸形。对高危孕妇应早期检查、早期发现可能的影响因素。

2.孕期治疗 治疗越早,效果越好。孕 32 周前开始治疗效佳,孕 36 周后治疗较差。

(1)一般治疗:均衡膳食,休息吸氧,左侧卧位改善子宫胎盘血液循环。

(2)补充营养物质:①复合氨基酸 1 片,口服,每日 1～2 次。②脂肪乳注射液 250～500ml 静脉滴注,3 日 1 次,连用 1～2 周。③10％葡萄糖液 500ml 加维生素 C 或能量合剂,每日 1 次,连用 10 日。④叶酸 5～10mg,每日 3 次,连用15～30 日,适量补充维生素 E、B 族维生素、钙剂、铁剂、锌剂等。小剂量低分子肝素、阿司匹林的应用可促进子宫胎盘循环,但不能提高出生体重,有增加胎盘早剥的风险。

(3)其他:积极治疗妊娠期并发症。

3.监测胎儿健康状况 B 型超声下动态监测胎儿生长发育情况,评估治疗疗效。每周进行一次胎儿电子监护(NST 监护),如无反应,应做缩宫素激惹实验(OCT)或胎儿生物物理评分。

4.产科处理

(1)继续妊娠指征:①胎儿尚未足月。②宫内监护情况良好。③胎盘功能正常。④孕妇无并发症者。可以在密切监护下妊娠至足月,但不应超过预产期。

(2)终止妊娠指征:①治疗后 FGR 未见好转,胎儿停止生长 3 周以上。②胎盘提前老化,伴有羊水过少等胎盘功能低下表现。③NST、胎儿生物物理评分及脐动脉 S/D 比值测定等,提示胎儿缺氧。④妊娠并发症病情加重,妊娠继续将危害母婴健康或生命者。

(3)分娩方式选择:FGR 的胎儿对缺氧耐受性差,胎儿胎盘储备功能不足,难以耐受分娩过程中子宫收缩时的缺氧状态,应适当放宽剖宫产指征。①阴道产。胎儿情况良好,胎盘功能正常,胎儿成熟,Bishop 宫颈成熟度评分≥7 分,羊水量及胎位正常,无禁忌者,可经阴道分娩;若胎儿难以存活,无剖宫产指征时予以引产。②剖宫产。胎儿病情危重,产道条件欠佳,阴道分娩对胎儿不利,均应行剖宫产结束分娩。

(4)新生儿监护:在胎儿娩出前做好窒息抢救的准备,娩出后仔细清理呼吸道,早断脐预防红细胞增多症,鼻导管吸氧,加强保暖,及早检查血糖,开展新生儿近期及远期保健等。

四、临床经验及诊治进展

胎儿生长受限(FGR)的近期及远期并发症发病率均较高。近期并发症主要有新生儿窒息、低体温、低血糖、红细胞增多症等;远期并发症主要有脑瘫、智力障碍、行为异常、神经系统障碍;成年后高血压、冠心病等心血管疾病及代谢性疾病的发病率较高,约为正常儿的 2 倍。

小剂量低分子肝素越来越多地应用于 FGR 的治疗。FGR 时胎盘螺旋小动脉可表现为血管硬化及纤维蛋白原沉积及血栓形成,造成血管部分或完全阻塞,胎盘绒毛内血管床减少,胎盘绒毛直径变小,胎盘梗死绒毛间质血管间物质转运受阻。肝素不仅可以通过增加体内抗凝血酶(AT)-Ⅲ 的活性来发挥强抗凝作用,还可以保护血管内皮细胞功能,并有局部抗炎作用,同时阻断纤维蛋白原转变为纤维蛋白,防止其在胎盘血管基底膜上沉积,这就可以有效解决胎盘的高凝状态、降低血液黏度和血管阻力,增加胎盘血流灌注,从而改善胎盘功能,从根本上改善宫内微环境,促进胎儿生长发育。

应用方案:低分子肝素 0.2～0.4ml 皮下注射,每日 1 次。7～10 天为 1 个疗程,每个疗程结束后休息 1 周,继续下 1 个疗程。应用期间密切监测血小板、凝血酶原时间、部分凝血活酶时间。预计分娩前一天停用肝素治疗,必要时可在术前肌内注射维生素 K_1。

第六节　羊水异常

凡妊娠的任何时期内,羊水量超过 2000ml 称为羊水过多症,大多数羊水的增加是缓慢的,称为慢性羊水过多症;极少数羊水量在数天内急剧增多,称为急性羊水过多症。羊水量少于 300ml 称为羊水过少症。羊水过多占分娩总数的 0.5%～1%,其中有 25%～30%并发胎儿畸形。羊水过少除因妊娠过期所致的羊水过少外常被忽视,发生率占分娩数的 0.4%～4%。但两者均可引起妊娠和分娩的异常。

一、羊水过多

妊娠期间羊水量超过 2000ml 者,称为羊水过多,发病率为 0.5%～1%。羊水量在数日内急剧增多,称为急性羊水过多;羊水量在较长时期内缓慢增多,称为慢性羊水过多。羊水过多时羊水的外观、性状与正常者并无差异。

约 1/3 羊水过多的原因不明,称为特发性羊水过多,不并发任何孕妇、胎儿或胎盘异常,其原因至今不明。2/3 羊水过多可能与胎儿畸形、多胎妊娠、胎盘脐带病变及妊娠并发症有关,如糖尿病、母儿血型不合、重症胎儿水肿、妊娠期高血压疾病、急性病毒性肝炎、重度贫血等。

(一)羊水过多的诊断

1.临床表现

(1)急性羊水过多:较少见,多发生在妊娠 20～24 周,羊水快速增多,子宫于数日内急剧增大,似妊娠足月或双胎妊娠大小,产生一系列压迫症状。孕妇腹部张力过大感到疼痛,行动不便,表情痛苦,横膈上抬,出现呼吸困难,甚至发绀,不能平卧。检查见腹壁皮肤紧绷发亮,严重者皮肤变薄,皮下静脉清晰可见。巨大子宫压迫下腔静脉,影响下肢回流,引起下肢及外阴部水肿及静脉曲张。子宫明显大于停经月份,胎位不清,胎心遥远或不清。

(2)慢性羊水过多:较多见,常发生在妊娠 28～32 周,数周内羊水缓慢增多,多数孕妇能适应,仅感腹部增大较快,临床上无明显不适或仅出现轻微压迫症状,能忍受。产检示宫高、腹围均大于同期孕妇。腹壁皮肤发亮、变薄,触诊时感到皮肤张力大,有液体震颤感,胎位不清,胎心遥远或不清。

2.辅助检查

(1)B 型超声检查:是羊水过多的重要检查方法,能了解羊水量和胎儿情况,如无脑儿、脊柱裂、胎儿水肿及双胎等。B 型超声诊断羊水过多的标准有 2 个:①测量羊水最大暗区垂直深度(AFV)。≥8cm 诊断为羊水过多,其中 AFV 8～11cm 为轻度羊水过多,12～15cm 为中度羊水过多,＞15cm 为重度羊水过多。②计算羊水指数(AFI)。即孕妇平卧,以经脐横线与腹白线作为标志线,分为 4 个区,各象限最大羊水暗区垂直深度之和。羊水指数≥25cm 为羊水过多,其中 AFI 25～35cm 为轻度羊水过多,36～45cm 为中度羊水过多,＞45cm 为重度羊水过多。经比较 AFI 显著优于 AFV。

(2)甲胎蛋白(AFP)测定:母血、羊水中 AFP 明显增高提示胎儿畸形。胎儿神经管畸形(无脑儿、脊柱裂)、上消化道闭锁等羊水 AFP 呈进行性增加。羊水 AFP 平均值超过同期正常妊娠平均值 3 个标准差以上;孕妇血清 AFP 平均值超过同期妊娠平均值 2 个标准差以上,有助于临床诊断。

(3)孕妇血糖检查:尤其慢性羊水过多者,必要时行口服葡萄糖耐量(OGTT)试验,以排除妊娠期糖尿病。

(4)血型检查:胎儿水肿应检查孕妇 Rh、ABO 血型,排除母儿血型不合溶血引起的胎儿水肿。

(5)胎儿染色体检查:羊水细胞培养或采集胎儿血培养做染色体核型分析,或应用染色体探针对羊水或胎儿血间期细胞真核直接原位杂交,了解染色体数目、结构异常。

(二)羊水过多的鉴别诊断

诊断羊水过多时应与多胎妊娠、葡萄胎巨大儿等相鉴别,B型超声下可鉴别诊断。

(三)羊水过多对母儿的影响

1.对母体的影响　羊水过多引起明显的压迫症状,孕妇易并发妊娠期高血压疾病,是正常妊娠的3倍;胎膜早破、早产发生率增加。突然破膜可使宫腔内压力骤然降低,易发生胎盘早剥。子宫肌纤维伸展过度可致子宫收缩乏力,产程延长及产后出血发生率明显增多。

2.对胎儿的影响　胎位异常增多,破膜时脐带可随羊水滑出造成脐带脱垂、胎儿窘迫及早产。围生儿死亡率为正常妊娠的7倍。

(四)羊水过多的治疗

羊水过多的围生儿死亡率为28%,其处理主要取决于胎儿有无畸形、孕周和孕妇自觉症状的严重程度。

1.羊水过多并发胎儿畸形　一旦确诊胎儿畸形、染色体异常,应及时终止妊娠。通常采用人工破膜引产。破膜时需注意:①采用高位破膜器高位破膜,自宫口沿胎膜向上送入15~16cm刺破胎膜,使羊水缓慢流出,以免宫腔内压力骤减引起胎盘早剥。②放羊水后腹部放置沙袋或加腹带包扎以防休克。③严格无菌操作,羊水流出过程中注意血压、心率变化。④注意阴道出血及宫高变化,及早发现胎盘早剥。⑤破膜后多能自然临产,12小时后仍未临产,需用抗生素,同时静脉滴注缩宫素引产。也可先经腹羊膜腔穿刺放出适量羊水,后行人工破膜或依沙吖啶50~100mg引产。

2.羊水过多并发正常胎儿　对孕周<37周、胎肺不成熟者,应尽量延长孕周。

(1)一般治疗:低盐饮食,减少饮水量,卧床休息,取左侧卧位,改善子宫胎盘循环,每周复查羊水指数及胎儿生长情况。

(2)羊膜穿刺减压:压迫症状严重者可经羊膜腔穿刺放羊水,以缓解症状并延长孕周。在B型超声监测下避开胎盘部位,以15~18号腰椎穿刺针,经腹羊膜腔穿刺,以每小时约500ml速度放出羊水,一次放羊水量不超过1500ml。操作过程中应严格消毒预防感染,密切观察胎心及孕妇血压、心率、呼吸变化,酌情给予镇静药预防早产。必要时3~4周后再次放羊水,以降低宫腔内压力。

(3)前列腺素合成酶抑制剂:常用吲哚美辛,有抗利尿作用,以期抑制胎儿排尿从而减少羊水量。用量为每日 2.2～2.4mg/kg,分 3 次,口服。用药期间每周做一次 B 型超声监测羊水量。鉴于吲哚美辛有引起动脉导管闭合的不良反应,故不宜长期应用。

(4)病因治疗:积极治疗糖尿病、妊娠期高血压等并发症,母儿血型不合可以行宫内输血。

(5)分娩期处理:妊娠足月或自然临产,可行人工破膜,终止妊娠。应警惕脐带脱垂和胎盘早剥、羊水栓塞发生。若破膜后子宫收缩乏力,可给予低浓度缩宫素加强宫缩,密切观察产程进展。胎儿娩出后及时应用缩宫素,预防产后出血发生。

(五)临床经验及诊治进展

对于羊水过多患者,应重视症状及体格检查,不能过于依赖辅助检查。注意了解孕妇自身感觉,对观察病情有重要帮助。治疗上先行无创的治疗方法,无效后可行有创的治疗。

二、羊水过少

妊娠晚期羊水量少于 300ml 者,称为羊水过少,发生率为 0.4%～4%,若羊水量少于 50ml,胎儿窘迫发生率达 50%以上,围生儿死亡率达 88%。因羊水过少严重影响围生儿预后,应高度重视。

羊水过少主要与羊水产生减少或羊水吸收、外漏增加有关。部分羊水过少原因不明,临床多见下列情况:胎儿畸形、胎盘功能减退、羊膜病变、胎膜早破及母体因素如孕妇脱水、服用某些药物(如利尿药、吲哚美辛),也能引起羊水过少。

(一)羊水过少的诊断

1.临床表现　孕妇于胎动时常感腹痛,检查发现腹围、宫高均较同期妊娠者小,并发胎儿生长受限更明显,有子宫紧裹胎儿感。子宫敏感性高,轻微刺激即可引起宫缩,临产后阵痛剧烈,宫缩多不协调,宫口扩张缓慢,产程延长。阴道检查时,发现前羊膜囊不明显,胎膜紧贴胎儿先露部,人工破膜时羊水极少。

2.B 型超声检查　妊娠晚期羊水最大暗区垂直深度(AFV)≤2cm 为羊水过少,≤1cm 为严重羊水过少。羊水指数(AFI)≤8cm 为羊水偏少,≤5cm 诊断为羊水过少。B 型超声检查能较早发现胎儿生长受限,以及胎儿肾缺如、肾发育不全、输尿管或尿道梗阻等畸形。B 型超声检查已成为确诊羊水过少不可缺少的辅助检查方法。

3.羊水直接测量　破膜后,直接测量羊水量,缺点是不能早期诊断。

4.其他检查　妊娠晚期发现羊水过少,应结合胎儿生物物理评分、胎儿电子监护仪、血尿雌三醇、胎盘生乳素检测等,了解胎盘功能及评价胎儿宫内安危,及早发现胎儿宫内缺氧。

(二)羊水过少对母儿的影响

1.对胎儿影响　羊水过少是胎儿危险的重要信号,围生儿发病率和死亡率会因此而明显增高。与正常妊娠相比,轻度羊水过少可使围生儿死亡率增高 13 倍,重度羊水过少的围生儿死亡率可增高 47 倍,死因主要是胎儿缺氧及胎儿畸形。羊水过少发生在妊娠早期,胎膜可与胎体粘连,造成胎儿畸形,甚至肢体短缺;若发生在妊娠中、晚期,子宫外压力直接作用于胎儿,易引起胎儿肌肉骨骼畸形,如斜颈、曲背、手足畸形或胎儿皮肤干燥呈羊皮纸状等。现已证实,妊娠期胎儿吸入少量羊水有助于胎肺膨胀和发育,羊水过少可致胎儿肺发育不全。

2.对孕妇影响　手术产率和引产率均增加。

(三)羊水过少的治疗

1.终止妊娠　对确诊胎儿畸形或胎儿已成熟但胎盘功能严重不良者,应立即终止妊娠。对胎儿畸形者,常采用依沙丁啶羊膜腔内注射的方法引产,而妊娠足月并发胎盘功能不良或胎儿窘迫,估计短时间内不能结束分娩,在排除胎儿畸形后,应选择剖宫产结束分娩。对胎儿储备力尚好,宫颈成熟者,可在密切监护下破膜后行缩宫素引产。产程中要连续监测胎心变化,观察羊水性状。

2.补充羊水期待治疗

(1)胎肺不成熟,无明显胎儿畸形者:可行羊膜腔输液补充羊水,尽量延长孕周,此法常在中期妊娠羊水过少时采用。经羊膜腔灌注液体解除脐带受压,能使胎心变异减速发生率、羊水胎粪污染率及剖宫产率下降,提高围生儿存活率。具体方法:常规消毒腹部皮肤,在 B 型超声引导下行羊膜腔穿刺,以每分钟 10～15ml 的速度向羊膜腔内输入 37℃ 的 0.9% 氯化钠注射液 200～300ml。同时应选用宫缩抑制剂预防流产或早产。若 AFI 达 8cm,并解除了胎心变异减速,则停止输液,否则再输 250ml。若输液后 AFI≥8cm,但胎心减速不能改善也应停止输液,按胎儿窘迫处理。羊膜腔灌注是一种安全、经济、有效的方法,但多次羊膜腔输液有发生绒毛膜羊膜炎等并发症的可能。

(2)母体水化:分为饮水疗法及静脉补液。孕妇大量饮水或经静脉补液是一种简单、安全的治疗方法。但此方法增长速度缓慢,作用机制不明,可能与子宫胎盘灌注量增加有关,是否对所有羊水过少的病例有效尚需要进一步观察。

（四）临床经验及诊治进展

早发羊水过少多由于胎儿因素，首先应通过超声检查排除胎儿畸形，必要时行羊水细胞或胎儿血染色体核型分析。一经确诊胎儿畸形、染色体异常，应及时终止妊娠。

中、晚期羊水过少保守治疗期间需加强监护，缩短产检间隔时间，密切监测胎盘及胎儿情况；

第七节　胎儿窘迫

胎儿窘迫是指胎儿在宫内因急性或慢性缺氧危及其健康和生命的综合症状。胎儿窘迫是当前剖宫产的主要适应证之一，发病率为 $2.7\%\sim38.5\%$。急性胎儿窘迫多发生在分娩期；慢性胎儿窘迫常发生在妊娠晚期，慢性胎儿窘迫在临产后往往表现为急性胎儿窘迫。其病因涉及多方面，可归纳如下三大类。

1.母体因素　母体血液含氧量不足是重要原因，轻度缺氧时母体多无明显症状，但对胎儿则会有影响。导致胎儿缺氧的母体因素有：①微小动脉供血不足，如妊娠高血压综合征等。②红细胞携氧量不足，如重度贫血、一氧化碳中毒等。③急性失血，如前置胎盘、胎盘早剥等。④各种原因引起的休克与急性感染发热。⑤子宫胎盘血运受阻，急产或不协调性子宫收缩乏力等，缩宫素使用不当引起过强宫缩；产程延长，特别是第二产程延长；子宫过度膨胀，如羊水过多和多胎妊娠；胎膜早破等。

2.胎盘、脐带因素　脐带和胎盘是母体与胎儿间氧及营养物质的输送传递通道，其功能障碍必然影响胎儿获得所需氧及营养物质。常见有：①脐带血运受阻。②胎盘功能低下，如过期妊娠、胎盘发育障碍（过小或过大）、胎盘形状异常（膜状胎盘、轮廓胎盘等）和胎盘感染、胎盘早剥、严重的前置胎盘。

3.胎儿因素　胎儿心血管系统功能障碍，如严重的先天性心血管疾病和颅内出血等，胎儿畸形，母儿血型不合，胎儿宫内感染等。

一、胎儿窘迫的临床分型及诊断

根据胎儿窘迫发生速度，分为急性及慢性胎儿窘迫两类。

1.急性胎儿窘迫　通常所称的胎儿窘迫均指急性胎儿窘迫。主要发生于分娩期。多因脐带因素（如脐带脱垂、绕颈、打结等）、胎盘早剥、宫缩过强且持续时间过长及产妇处于低血压、休克、中毒等而引起。

(1)胎心率变化:胎心率是了解胎儿是否正常的一个重要标志,胎心率的改变是急性胎儿窘迫最明显的临床征象。正常胎心率为110～160次/分钟,规律。胎心率>160次/分钟,尤其是>180次/分钟,为胎儿缺氧的初期表现。随后胎心率减慢,胎心率<110次/分钟,尤其是<100次/分钟,基线变异小≤5bpm(每分钟节拍数)为胎儿危险征。胎心监护仪图像出现以下变化,应诊断为胎儿窘迫:①出现频繁的晚期减速,多为胎盘功能不良。②重度可变减速的出现,多为脐带血运受阻表现,若同时伴有晚期减速,表示胎儿缺氧严重,情况紧急。

(2)羊水胎粪污染:胎儿缺氧,肠蠕动亢进,肛门括约肌松弛,使胎粪排入羊水中,羊水呈浅绿色、黄绿色、进而呈混浊棕黄色,即羊水Ⅰ度、Ⅱ度、Ⅲ度污染。破膜后羊水流出,可直接观察羊水的性状。若未破膜可经羊膜镜窥视,透过胎膜了解羊水的性状。若胎先露部分已固定,前羊水囊所反映的可以不同于胎先露部以上的后羊水性状。前羊水囊清而胎心率不正常时,在无菌条件下破膜后稍向上推移胎先露部,其上方的羊水流出即可了解后羊水性状。

羊水中胎粪污染,胎心始终良好者,可继续密切监护胎心,不一定是胎儿窘迫。羊水污染伴有胎心监护异常,应及早结束分娩,即使娩出的新生儿阿普加(Apgar)评分可能≥7分也应警惕,因新生儿窒息儿率很大。

(3)胎动:急性胎儿窘迫初期,最初表现为胎动频繁,继而转弱及次数减少,进而消失。

(4)酸中毒:破膜后,检查胎儿头皮血进行血气分析。诊断胎儿窘迫的指标有血pH<7.20(正常值7.25～7.35),PO_2<10mmHg(正常值)5～30mmHg),PCO_2>60mmHg(正常值35～55mmHg),目前该方法阳性预测值仅为3%,故较少应用。

2.慢性胎儿窘迫　多发生在妊娠末期,往往延续至临产并加重。其原因多因孕妇全身疾病或妊娠疾病(如重度妊娠高血压综合征,重型胎盘早剥)引起胎盘功能不全或胎儿因素所致。临床上除可发现母体存在引起胎盘供血不足的疾病外,随着胎儿慢性缺氧时间延长可发生胎儿宫内发育迟缓。应做如下检查以助确诊。

(1)胎盘功能检查:测定24小时尿E_3值并动态连续观察,若急骤减少30%～40%,或于妊娠末期多次测定24小时尿E_3值在10mg以下;E/C比值<10;妊娠特异性β_1糖蛋白(SP1)<100mg/L;胎盘生乳素<4mg/L,均提示胎盘功能不良。

(2)胎心监测:连续描记孕妇胎心率20～40分钟,正常胎心率基线为110～160次/分钟。若胎动时胎心率加速不明显,基线变异频率<5次/分钟,持续20分钟,提示胎儿窘迫。

（3）B型超声监测：检测胎儿呼吸运动、胎动、肌张力及羊水量。胎儿生物物理评分：≤4分提示胎儿窘迫，6分为胎儿可疑缺氧。

（4）胎动计数：妊娠近足月时，胎动≥6次/2小时，<6次/2小时或减少50%者，提示胎儿缺氧可能。胎动减少是胎儿窘迫的一个重要指标，每日监测胎动可预知胎儿的安危，胎动过频往往是胎动消失的前驱症状。胎动消失后胎心在24小时内也会消失，应予注意以免延误抢救时机。

（5）羊膜镜检查：见羊水混浊呈浅绿色至棕黄色，有助于胎儿窘迫的诊断。

二、胎儿窘迫的鉴别诊断

胎心率的快慢可能受到母亲心率、体温及用药、疾病等情况影响，并不只意味着胎儿缺氧，如有甲状腺功能亢进，用利托君、阿托品等药物引起胎心率过快，也可能因用拉贝洛尔、地西泮（安定）、麻醉药等药物引起胎心率过慢。

三、胎儿窘迫的治疗

1.急性胎儿窘迫

（1）积极寻找原因并排除：如心力衰竭、呼吸困难、贫血、脐带脱垂等。

（2）及早纠正酸中毒：产妇有呕吐、肠胀气、进食少时，可引起脱水、酸中毒、电解质紊乱，故应静脉补液加5%碳酸氢钠250ml。

（3）尽快终止妊娠：若宫内窘迫达严重阶段必须尽快结束分娩，其指征是：①胎心率低于110次/分钟或高于180次/分钟，伴羊水Ⅱ～Ⅲ度污染。②羊水Ⅲ度污染，伴羊水过少。③持续胎心缓慢达100次/分钟以下。④胎心监护反复出现晚期减速或出现重度可变减速，胎心率60次/分钟以下持续60秒钟以上。⑤胎心图基线变异消失伴晚期减速。⑥胎儿头皮血pH<7.20者。

（4）宫颈尚未完全扩张：胎儿窘迫情况不严重，可吸氧（10升/分钟，面罩供氧）20～30分钟停5～10分钟，进入到第二产程时可持续吸氧。通过提高母体血氧含量以改善胎儿血氧供应，同时嘱产妇左侧卧位，观察10分钟，若胎心率变为正常，可继续观察。若因使用缩宫素宫缩过强造成胎心率异常减缓者，应立即停止静脉滴注或用抑制宫缩的药物，继续观察是否能转为正常。若无显效，应行剖宫产术。施术前做好新生儿窒息的抢救准备。

（5）宫口开全：胎先露部已达坐骨棘平面以下3cm者，吸氧同时应尽快助产，经阴道娩出胎儿。

2.慢性胎儿窘迫　应针对病因，视孕周、胎儿成熟度和窘迫的严重程度决定处理。

(1)能定期做产前检查者,估计胎儿情况尚可,应嘱孕妇取左侧卧位休息,定时吸氧,积极治疗孕妇并发症,争取胎盘供血改善,延长妊娠周数。

(2)若情况难以改善,已接近足月妊娠,估计胎儿娩出后生存机会极大者,应考虑剖宫产。

(3)距离足月妊娠越远,胎儿娩出后生存可能性越小,应将情况向家属说明,尽量保守治疗以期延长孕周数。胎儿胎盘功能不佳者,胎儿发育必然受到影响,所以预后较差。

四、临床经验及诊治进展

2013年开始对于胎儿窘迫的诊断,胎心率范围从120～160次/分钟更改为110～160次/分钟,羊水污染不再是胎儿窘迫诊断依据。10%～20%的分娩中会出现羊水胎粪污染,羊水中的胎粪污染不是胎儿窘迫的征象。出现羊水胎粪污染时,如果胎心监护正常,不需要进行特殊处理;如果胎心监护异常,存在宫内缺氧情况,会引起胎粪吸入综合征,造成不良胎儿结局。

20世纪80年代开始胎儿心电图(FECG)应用于临床,可用于诊断胎儿心律失常、初筛胎儿心脏病,近年来对FECG诊断胎儿窘迫方面有不少研究报道。许多研究表明,FECG是比电子胎心率(NST)监护更敏感的胎儿监护措施,在NST出现异常前,FECG的形态已经发生变化,主张在高危妊娠中应用FECG以早期发现胎儿异常。资料研究表明,联合FECG及胎心监护曲线可对胎儿窘迫的诊断更准确,改善了围生儿结局,减少了不必要的干预。

第八节　胎膜早破

在临产前胎膜破裂,称为胎膜早破。其发生率各家报道不一,占分娩总数的2.7%～7%。发生在早产者为足月产的2.5～3倍。对妊娠、分娩不利的影响是早产率升高,围生儿死亡率增加,宫内感染率及产褥感染率均升高。

其病因可概括为以下几点:①生殖道病原微生物上行性感染。②羊膜腔压力增高。③胎膜受力不均。④胎膜抗张能力下降。⑤宫颈内口松弛。⑥细胞因子白细胞介素(IL)-6、IL-8、肿瘤坏死因子(TNF)-α升高,破坏羊膜组织导致胎膜早破。

一、胎膜早破的诊断

孕妇突感有较多液体自阴道流出,继而少量间断性排出。腹压增加如咳嗽、打喷嚏、负重时羊水即流出,肛诊将胎先露部上推见到流液量增多,则可明确诊断。

1.阴道液酸碱度检查　平时阴道液 pH 值为 4.5～5.5,羊水 pH 值为 7.0～7.5,以石蕊试纸或硝嗪试纸测试阴道液,pH 值≥6.5 时视为阳性,胎膜早破的可能性极大。注意血液、宫颈黏液、尿液、精液、滑石粉、污染均可使测试出现假阳性。破膜时间长可使假阴性率增高。

2.阴道液涂片检查　阴道液干燥片检查见羊齿植物叶状结晶为羊水。涂片用 0.5％亚甲蓝染色可见淡蓝色或不着色胎儿皮肤上皮及毳毛;用苏丹Ⅲ染色见橘黄色脂肪小粒,用 0.5％硫酸尼罗蓝染色可见橘黄色胎儿上皮细胞,结果比用试纸测定 pH 值可靠,可确定为羊水。精液与玻片上指纹污染可使检查出现假阳性。

3.羊膜镜检查　可以直视胎先露部,看不到前羊膜囊,即可诊断胎膜早破。

4.胎儿纤维结合蛋白(fFN)测定　fFN 是胎膜分泌的细胞外基质蛋白。当宫颈及阴道分泌物内 fFN 含量＞0.05mg/L 时,胎膜抗张能力下降,易发生胎膜早破。

5.羊膜腔感染检测　①羊水细菌培养。②羊水涂片革兰染色检查细菌。③羊水白细胞 IL-6≥7.9ng/ml,提示羊膜腔感染。④血 C 反应蛋白＞8mg/L,提示羊膜腔感染。⑤降钙素原结果分为 3 级(正常:＜0.5ng/ml,轻度升高:≥0.5～2ng/ml;明显升高:≥10ng/ml),轻度升高表示感染存在。

6.超声检查　羊水量减少可协助诊断。

二、胎膜早破对母儿的影响

1.对母体影响　破膜后,阴道内的病原微生物易上行感染,感染程度与破膜时间有关,若破膜超过 24 小时,感染率增加 5～10 倍。若突然破膜,有时可引起胎盘早剥。羊膜腔感染易发生产后出血。

2.对胎儿影响　胎膜早破时常诱发早产,早产儿易发生呼吸窘迫综合征。并发绒毛膜羊膜炎时,易引起新生儿吸入性肺炎,严重者可发生败血症、颅内感染等而危及新生儿生命。脐带受压、脐带脱垂可致胎儿窘迫。破膜时孕周越小,胎肺发育不良发生率越高。

三、胎膜早破的鉴别诊断

1.尿失禁　慢性起病,病程较长,虽然 pH 试纸也会变色,但阴道液涂片检查见不到羊齿状结晶,羊膜镜检查时可以看到前羊膜囊。

2.阴道炎溢出液　平时有外阴瘙痒等症状,阴道液 pH 试纸往往不变色,羊膜镜检查时可以看到前羊膜囊,阴道液涂片检查见不到羊齿状结晶。

四、胎膜早破的治疗

1.期待疗法　适用于孕 28～35 周不伴感染、羊水池深度≥3cm 的胎膜早破孕妇,具体措施如下。

(1)一般处理:住院、绝对卧床,避免不必要的肛诊与阴道检查,为了解宫颈情况可行阴道窥器检查,保持外阴清洁,注意宫缩与羊水性状、气味,测量体温与血常规。

(2)预防性使用抗生素:破膜 12 小时以上者应预防性使用抗生素,因多数医疗单位对亚临床感染难以及时诊断。

(3)子宫收缩抑制药的应用:常选用硫酸镁、沙丁胺醇、利托君等药物。

(4)促胎肺成熟:妊娠 35 周前,应给予地塞米松 10mg,静脉滴注,每日 1 次,共 2 次。

(5)B 型超声监测残余羊水量:若羊水池深度≤2cm 时应考虑终止妊娠。

(6)早期诊断绒毛膜羊膜炎:行胎心率监护,查血中 C 反应蛋白可早期诊断。

2.终止妊娠

(1)经阴道分娩:妊娠 35 周后,胎肺成熟,宫颈成熟,无禁忌证可引产。

(2)剖宫产:胎头高浮,胎位异常,宫颈不成熟,胎肺成熟,明显羊膜腔感染,伴有胎儿窘迫,抗感染同时行剖宫产术终止妊娠,做好新生儿复苏准备。

五、临床经验及诊治进展

据报道,门诊孕妇感染沙眼衣原体为 2.9%,临床中应积极预防和治疗下生殖道感染,重视孕期卫生指导;妊娠后期禁止性交;避免负重及腹部撞击;宫颈内口松弛者,应卧床休息,并于妊娠 14 周左右施行环扎术,环扎部位应尽量靠近宫颈内口水平。对破膜后是否预防性给予抗生素有一定争议,应选择对胎儿无害的抗生素。

绒毛膜羊膜炎是胎膜早破的一个重要并发症,它对母体和胎儿均有很大的危害,特别是在并发早产时危害更大,其诊断依据:母体心动过速≥100次/分钟、胎儿心动过速≥160次/分钟、母体发热≥38℃、子宫激惹、羊水恶臭、母体白细胞计数≥15×10^9/L、中性粒细胞≥90%。出现上述任何一项表现应考虑有绒毛膜羊膜炎。胎膜早破保守治疗期间需严密监测孕妇血常规、C反应蛋白,查体时需查看有无子宫压痛,有无羊水异味,早期诊断绒毛膜羊膜炎。

第三章　正常分娩

妊娠≥28周,胎儿及其附属物从母体排出的过程称为分娩。分娩发动前孕妇常会出现时间长短不等的假阵缩、尿频和见红的先兆症状,从临产开始到胎盘娩出的全过程分为三个产程。产后在产房观察2小时称第四产程。

一、第一产程

第一产程是指临产(有规律的子宫收缩,间歇5~6分钟、持续30秒或以上,同时伴有进行性子宫颈管展平,子宫颈口扩张和胎先露部下降)开始到子宫口开全,初产妇约需11~12小时。从临产到宫颈口扩张3cm为潜伏期,子宫颈口扩张3cm至开全为活跃期。

1.临床表现

(1)规律性宫缩随产程进展间歇期逐渐缩短,持续时间逐渐增长,强度逐渐增强。

(2)阴道血性分泌物增多,当宫颈口接近开全时胎膜自破,流出羊水。

2.检查

(1)腹部检查:能叩及间隔时间逐渐缩短,持续时间逐渐增长,强度逐渐增强的规律宫缩。

(2)肛查或阴道检查:子宫颈管逐渐缩短,宫颈口逐渐扩张,胎头逐渐下降。

(3)胎心监护入室试验若正常,可间断听胎心。

3.处理

(1)孕妇可自由活动,如有下列情况需卧床:

①胎膜已破,胎头未入盆或胎位异常者。

②阴道流血者。

③血压≥20/13.5kPa(150/100mmHg)者。

④孕妇发热或有胎儿窘迫等。

(2)注意孕妇的休息、饮食和排尿情况。

①潜伏期长,进展慢或产妇疲乏可给予药物保护产力(如潜伏期给予盐酸哌替

啶 100mg 肌内注射,活跃期给予地西泮 10mg 静脉注射)。

②休息后产程进展欠佳,可内诊,人工破水,酌情缩宫素加强宫缩。

③进食差者给予补液,不能自然排尿者给予导尿。

(3)仔细观察产程。

①注意观察宫缩强弱、间隔时间、持续时间,一般应连续观察 3 次宫缩并记录。

②正确记录临产开始时间。

③胎膜破裂时即听胎心,记录流出的羊水量及性状。

(4)阴道检查:根据胎产次、宫缩强弱、产程进展情况,适时检查,通常潜伏期 4 小时、活跃期 2 小时一次。检查应在宫缩时进行,内容应包括以下各项:

①宫颈扩张情况。

②胎膜破否。

③胎先露的性质、位置及方位。

④中骨盆以下的骨产道情况,如骶骨下段弧度、坐骨棘突出程度、棘间径大小、骶棘切迹宽度、尾骨活动度等。

(5)测量血压:正常孕妇每 4 小时测一次,产程中血压有增高者,则根据情况监测血压。

(6)胎心监护:有条件者根据情况进行监护,如宫口扩张到 3cm 及 7~8cm 时各做一次,宫口开全后连续监护。

①听胎心:每小时 1 次,每次至少听 30 秒。

②电子胎心监护:入室试验正常者在宫口开大 7~8cm 和开全后再次监护。

(7)绘记产程图。

①从正式临产宫口开大 2cm 开始绘记,标出宫口扩张及胎头下降的曲线。

②在宫口扩张 3cm 处取一点到预计 4 小时后宫口扩张 10cm 处取一点,两点间连一直线即为警戒线,从警戒线再向后推 4 小时画一平行线即异常线,两线之间为产程的警戒区。

③产程进展如超过警戒线需寻找原因,并做出相应的处理。同时详细记录胎心、血压、宫缩(间隔、持续时间及强弱),有无特殊情况及处理,并签全名。

二、第二产程

第二产程是指从子宫颈口开全到胎儿娩出的过程。初产妇约需 1~2 小时,经产妇一般数分钟即可完成,但也有长达 1 小时者。

1.临床表现

(1)宫缩比第一产程增强,每次阵缩可达 1 分钟,间歇期 2 分钟。

(2)宫缩时产妇有排便感而屏气用力,会阴部渐膨隆,肛门松弛。

(3)胎头逐渐于宫缩时露出阴道口,露出部分随产程进展不断增大。

2.阴道检查   宫颈口开全。

3.处理

(1)母、婴监测:每 5～10 分钟听胎心一次或连续胎心监护,测血压。

(2)准备接产:初产妇宫口开全后,经产妇宫口开 4～5cm 或以上,估计 0.5 小时左右能分娩的,会阴清洁、消毒,做接产准备。

①做好宣教,指导产妇屏气用力。

②胎头"着冠"时,开始以右手掌保护会阴,左手轻压胎头枕部,帮助俯屈,使胎头以最小的枕下前囟径娩出,减少会阴撕裂。当胎头仰伸,面部外露时,先挤出鼻腔黏液。

③胎头娩出后面部向下,再挤去鼻、口腔黏液和羊水。

④协助胎头复位及外旋转,使胎儿双肩径与出口前后径一致,先娩前肩再娩后肩,松开右手协助胎体及下肢娩出,处理好第一口呼吸。新生儿娩出后应立即拭去皮肤外的羊水,保持干燥,并注意保暖。

⑤于胎儿(双胎系第二胎儿)前肩娩出后,立即给产妇缩宫素 10U 入小壶(或缩宫素 20U 于 500ml 溶液中静脉滴注),有出血倾向者,可以预防性应用卡前列素胺丁三醇 250μg,宫颈注射。

⑥接生时,如产包已打开暴露 1 小时以上,需要更换。

4.胎儿窘迫或异常胎位分娩   需要作好新生儿抢救准备。应有新生儿科医师在旁,便于及时处理。

5.第二产程延长者   需要提前 10 分钟刷手上台助产,查清头、盆情况,估计可阴道分娩的,再切开会阴助产,必要时做好胎吸或产钳助产准备。

三、第三产程

胎儿娩出至胎盘娩出的过程,约需 5～6 分钟,不超过 30 分钟。

1.胎盘剥离征象

(1)阴道口外露的一段脐带自行延长。

(2)子宫体变硬,子宫底升高。

(3)手掌尺侧在耻骨联合上方轻压子宫下段,将子宫上推时,外露脐带不再回缩。

（4）阴道少量流血。

2.处理

（1）胎头娩出后 20 分钟以上胎盘未剥离，或等待期间阴道流血≥100ml，做人工剥离胎盘。

（2）胎盘娩出后记录胎盘大小、重量，是否完整，有无副胎盘；脐带长度，有无单脐动脉。

（3）胎盘胎膜有缺损者，会阴再次消毒，更换消毒手套，入宫腔手取残留组织，必要时用钝匙刮取。

3.新生儿处理

（1）新生儿评分：出生后 1 分钟、5 分钟和 10 分钟时给予 Apgar 评分，4～7 分为轻度窒息，1～3 分为重度窒息，需紧急抢救。

（2）接产者以消毒纱布包绕两示指，分开婴儿双眼，以往滴 1％硝酸银液，现最好用红霉素软膏以预防淋球菌性及衣原体性新生儿眼炎。

（3）胎儿娩出后 30～90 秒断脐，结扎脐带。脐带夹或橡皮圈扎紧脐轮上方 0.5cm 处切断，用 2.5％碘酊或 75％酒精消毒断面。应注意脐带断端有无渗血。

（4）测身长、体重，并放于母亲胸前进行皮肤接触和开始早吸吮。

（5）盖新生儿的足印于新生儿病历单上，缚手圈，手圈上写明姓名、住院号、床号及性别。注意有无畸形，做好婴儿记录。产妇的合并症、并发症，特别是胎膜早破者要写明破膜时间。

4.正确测量和估计产后出血量　胎儿娩出后接产者立即于产妇臀下放置消毒贮血器，收集阴道流血并测量记录。总的出血量还应包括会阴口（尤其侧切伤口）出血及敷料和纱布的估计量。

四、第四产程

（1）了解产后流血量：每 15～30 分钟观察子宫收缩、子宫底高度、膀胱充盈否、会阴有无血肿等，并记录。

（2）观察新生儿皮肤颜色、呼吸情况，再次检查脐部有无出血。

（3）宫缩良好，无宫腔积血，于产后 2 小时测量一次血压，计量贮血器中血量后，送回病房。

五、分娩镇痛

1.分娩镇痛的目的　有效缓解产痛,提高分娩期母儿的安全性。

2.分娩镇痛的要求　对产妇和胎儿及新生儿应是安全的;不影响产程的进展;药物起效快,作用可靠,方法简便;产妇清醒,能主动配合分娩。

(1)非药物性镇痛:产前教育、心理诱导、陪伴分娩、呼吸镇痛、按摩、物理经皮刺激法、水针法等。

(2)药物性镇痛:麻醉镇痛药(派替啶、地西泮)、吸入性镇痛(氧化亚氮即笑气)、硬膜外阻滞镇痛、阴部神经阻滞麻醉等。WHO主张首选非药物性镇痛。

第四章　正常产褥

从胎盘娩出后至产妇除乳腺外全身各器官恢复或接近正常未孕状态的一段时间,称为产褥期,一般为 6 周。

【临床表现】

(1)阴道有恶露排出,产后 3～5 日内为血性,以后呈浆液性,2 周后变为白色恶露。恶露有血腥味、无臭味。

(2)产后 1～2 日可有子宫阵发性收缩所致的产后痛,持续 2～3 日自然消失。

(3)排汗增多,尤其睡眠和初醒时更明显,称为褥汗。产后 1 周左右自行好转。

(4)产后 24 小时内体温可略升高,一般不超过 38℃。脉搏在 1 周内可略缓慢,约 50～60 次/分,呼吸深慢,10～16 次/分。

(5)腹部叩及圆而硬的子宫,子宫底从平脐处每日下降 1～2cm,至产后 10 日腹部叩及不到。

【处理原则】

1.下地活动　经阴道自然分娩产妇,应于产后 6～12 小时内起床稍事活动,于产后第 2 日可在室内随意走动和做产后健身操。剖宫产分娩的产妇,可推迟至产后第 2 日下地活动。尽早适当活动及做产后健身操,有助于机体恢复,避免或减少静脉栓塞的发生。

2.饮食　产后建议少食多餐,可进流质或清淡半流质饮食,以后可进普通饮食。食物应富营养,有足够热量和水分。

3.小便与大便　鼓励产妇尽早排尿,自然分娩应在 4 小时内排尿,如有排尿困难可用温开水冲洗外阴或听流水声等诱导排尿。也可采用针刺关元、气海、三阴交及阴陵泉,或肌内注射甲基硫酸新斯的明 1mg 等方法,促进排尿。上述方法无效时留置导尿管 2～3 日,并给予抗生素预防感染。便秘时口服缓泻剂,或开塞露塞肛或肥皂水灌肠。

4.观察子宫复旧及恶露　测宫底高度时应排空膀胱。产后子宫收缩痛严重时可服用止痛药物。子宫复旧不良时给予子宫收缩剂。恶露有臭味者应给予抗生素,口服或肌内注射。

5.会阴处理　保持会阴干燥清洁,会阴部有缝线者每天擦洗消毒 2 次,侧切伤口较深缝线较多者便后擦洗,于产后 3～5 日拆线,伤口如有红肿及时理疗或局部封闭,有感染时可提前拆线或行扩创术。

6.母婴同室及母乳喂养　产后 30 分钟内给新生儿吸吮乳头,指导正确哺乳姿势及按需哺乳。产妇乳量不足时可:①多吃汤汁食物;②针刺外关、合谷穴;③灸膻中、乳根、少泽穴;④中药当归 12g,通草 2g,穿山甲 12g,王不留行 12g,木馒头 6g 煎汤服,每日一剂。产妇胀奶时,他人协助轻轻揉开乳房内硬块,然后用吸奶器或奶泵吸出足够的乳汁,使乳窦变软,进行频繁和有效的喂哺。如有乳头破裂不必停止哺乳但应纠正哺乳姿势,哺乳后挤出少许乳汁涂在乳头和乳晕上,短暂暴露和干燥乳头帮助乳头皮肤愈合。

7.回奶　婴儿患有先天性代谢病(半乳糖血症、苯丙酮尿症、枫乳糖尿症)或产妇患有严重疾病不可母乳喂养时用下列方法回奶:①芒硝 250g 打碎,用纱布包裹后置乳房外敷;②维生素 B_6 200mg,1 日 3 次,口服 5～7 天;③生麦芽每日 60～90g 煎服代茶,连服 3～5 天;④溴隐亭 2.5mg,1～2 次/日,共用 2 周。

8.其他　告知产妇产褥期内禁性交,产后 42 天内可有排卵,哺乳者应以器具避孕为首选。不哺乳者可以选用药物避孕。

产妇应于产后 42 天去分娩医院做健康检查。测血压,必要时检查血、尿常规,了解哺乳情况,并行妇科检查,观察盆腔内生殖器是否恢复正常。婴儿应测身高、体重,全面检查发育及营养情况。

第五章　异常分娩

第一节　产力异常

产力是分娩的动力,是将胎儿及其附属物经过产道排出体外的力量,它包括子宫收缩力、腹压及肛提肌收缩力。子宫收缩力是临产后的主要产力,贯穿于分娩全过程,而腹压和肛提肌收缩力是临产后的辅助产力,协同子宫收缩,促进胎儿及其附属物娩出,仅在子宫颈口开全后起作用,特别是在第二产程末期的作用更大,第三产程中还可促使胎盘娩出。产力是决定分娩的重要因素之一。

临产后,正常的子宫收缩力能使宫颈管消失、宫口扩张、胎先露部下降、胎儿和胎盘娩出。宫缩时是非自主性的,一旦进入产程,宫缩不依赖于子宫外的控制。临产后的宫缩具有节律性、对称性和极性、缩复作用三个特点。宫缩的节律性是临产的标志。每次宫缩都是由弱到强(进行期),维持一定时间(极期),随后从强逐渐减弱(退行期),直至消失,进入间歇期。正常宫缩起自两侧子宫角部,迅速向宫底中线集中,左右对称,再以 2cm/s 的速度向子宫下段扩散,持续时间约 15 秒,均匀协调地遍及整个子宫,此为宫缩的对称性。宫缩以宫底部最强、最持久,向下逐渐减弱,宫底部收缩力的强度几乎是子宫下段的两倍,此为宫缩的极性。每当宫缩时,子宫体部肌纤维缩短变宽,间歇期肌纤维虽然松弛变长变窄,但不能恢复到原来长度,此为缩复作用。经反复收缩,子宫体部的肌纤维逐渐变粗变短,致使子宫体部越来越厚,越来越短,而子宫下段被动扩展延长,宫腔容积逐渐缩小,迫使胎先露下降至子宫下段,直至通过宫颈将胎儿娩出。

无论何种原因致使子宫收缩丧失了节律性、对称性和极性,收缩强度或频率过强或过弱,称为子宫收缩力异常,简称产力异常,其临床表现较为复杂,尚缺乏一种简单、准确的测量方法和标准。

一、子宫收缩乏力

【病因】

子宫收缩功能取决于子宫肌源性、精神源性及激素调节体系中的同步化程度，三者之中任何一方功能异常均可直接导致产力异常。

1.产道及胎儿因素　骨盆大小和形态异常、胎儿过大或胎位异常均可形成胎盘不称，阻碍胎先露部下降，临产后若不能克服阻力或胎儿先露部不能紧贴子宫下段和子宫颈部而反射性刺激子宫收缩，致使原属正常的子宫收缩逐渐减弱，可出现继发性子宫收缩乏力，是引起难产的常见原因。

2.精神心理因素　不良的心理状态可以导致产力异常，特别是初产妇分娩时害怕疼痛、出血、发生难产等。临产前产妇这种紧张、焦虑、过早兴奋等情绪可通过中枢神经系统引发一系列不良反应，如交感神经兴奋，肾上腺素作用于子宫，可减少子宫收缩次数或发生不规则宫缩，致使产程延长或引发难产。

3.子宫因素　子宫发育不良，子宫畸形都可影响子宫收缩功能，子宫壁过度膨胀（如巨大儿、羊水过多、多胎妊娠等）可使子宫失去正常的收缩能力；子宫肌纤维变性，结缔组织增生或合并子宫肌瘤，尤其是肌壁间肌瘤时，可影响子宫收缩的对称性和极性，导致子宫收缩乏力。

4.内分泌和代谢失调　临产后产妇体内雌激素、缩宫素、前列腺素、乙酰胆碱等分泌不足，孕激素水平下降缓慢，子宫对前四者的敏感性降低，以及电解质浓度异常（如低钾、钠、钙、镁等）等均可直接影响子宫肌纤维的收缩力。胎儿肾上腺系统发育未成熟时，使胎儿胎盘单位合成与分泌硫酸脱氢表雄酮量少，致使宫颈成熟欠佳，亦可引起原发性宫缩乏力。

5.药物因素　妊娠晚期尤其是临产后使用大剂量解痉、镇静、镇痛药物，例如哌替啶、硫酸镁、地西泮、前列腺素拮抗剂等，可使子宫收缩受到抑制。行硬膜外麻醉无痛分娩或产妇衰竭时，亦可影响子宫收缩力使产程延长。

6.其他因素　产妇患有急、慢性疾病。临产后产妇休息不好、进食减少甚至呕吐，体力消耗大、过度疲劳均可致宫缩乏力。产妇尿潴留或于第一产程后期过早使用腹压向下屏气等均可影响子宫收缩。有研究发现，组织中低氧自由基水平同时伴有 Ca^{2+}-ATP 酶、细胞色素 C 氧化酶、琥珀酸脱氢酶活性降低，与子宫肌层收缩活性紊乱有关。

【临床表现和诊断】

1.协调性子宫收缩乏力（低张性）　特点是子宫收缩虽有节律性、极性和对称性，但收缩弱而无力，强度不够，持续时间短而间歇时间长。在宫缩的高峰期子宫体不隆起，以手指按压子宫底部肌壁仍可出现凹陷。根据羊膜腔内压力的测定，如宫缩时的子宫张力小于 15mmHg，则不足以使宫颈以正常的速度扩张、胎先露部不能如期下降，使产程延长，甚至停滞，故又称为低张性子宫收缩乏力。产妇可有轻度不适，一般对胎儿影响不大，但若未及时发现，导致产程拖延时间太久，则对母儿产生不良影响。协调性宫缩乏力主要见于宫颈扩张活跃期。

2.不协调性子宫收缩乏力（高张性）　是指子宫收缩缺乏节律性、对称性和极性。子宫收缩的兴奋点发自子宫的某处、多处或子宫两角的起搏点不同步，宫缩的极性倒置，此起彼伏的收缩，导致宫缩间歇期子宫壁也不能完全放松，宫缩后腹痛也不能完全缓解。产妇往往自觉宫缩强，腹痛剧烈，拒按，精神紧张，体力衰竭。由于宫缩的极性异常，影响子宫平滑肌有效的收缩和缩复，不能使宫口扩张和胎先露下降，属于无效宫缩，故又称为高张性子宫收缩乏力。多发生于潜伏期。

协调性与不协调性子宫收缩乏力，根据其发生时期分为：

（1）原发性子宫收缩乏力：系产程开始时即表现为子宫收缩乏力，往往为不协调性子宫收缩乏力，子宫颈口不能正常扩张，因多发生在潜伏期，应与假临产相鉴别。鉴别方法是给予强的镇静剂，若可以使宫缩停止则为假临产，不能停止者为原发性宫缩乏力。产妇往往有头盆不称和（或）胎位异常，胎头无法衔接，不能很好地紧贴子宫下段，以产生反射性的正常子宫收缩。临床上多表现为潜伏期延长，或宫颈扩张活跃早期延缓或停滞。

（2）继发性子宫收缩乏力：系临产初期子宫收缩正常，但至宫颈扩张活跃晚期或第二产程时，子宫收缩减弱，临床上往往表现为协调性宫缩乏力。此种情况常见于持续性枕横位与枕后位，或中骨盆平面狭窄。

诊断宫缩乏力不仅应从临床上进行观察，包括子宫收缩微弱、产程延长情况、对母婴的影响，还需对宫缩开始的形式、内压、强度、频率、持续时间、内压波形等诸多因素全面了解。①宫缩周期（开始收缩至下次开始收缩为一周期）：随分娩进展不断变化，如周期延长（＞5min）可诊断宫缩乏力；②宫缩程度：分娩开始为 30mmHg，第二产程为 50mmHg，如宫缩在 25mmHg 以下，并且反复、持续较长时间，可诊断为宫缩乏力。

【对母儿的影响】

1.对母体的影响　由于子宫收缩乏力，产程延长，产妇往往休息较差，进食少，体力消耗大,出现疲惫、烦躁、口干唇裂、皮肤弹性差等脱水、电解质紊乱现象,并可能合并酸中毒、肠胀气、尿潴留等。第二产程延长,产道受压过久甚至发生尿瘘、粪瘘。产程延长若伴有胎膜破裂时间较长,且有多次肛查及阴道检查,加之产妇一般情况较差,体质虚弱,则容易发生细菌逆行感染,导致子宫收缩乏力、产后出血、产褥感染的发生。若医务人员不恰当的使用,甚至违规使用缩宫素可导致子宫破裂,危及母儿生命。

2.对胎儿的影响　产程延长伴有胎膜破裂过久、羊水流尽,致使胎儿与子宫壁间的脐带受压;不协调性宫缩乏力时宫缩间歇期子宫不能完全放松等因素可妨碍子宫胎盘循环;或伴有阴道逆行性感染时容易发生胎儿窘迫;出生后易发生新生儿肺炎、新生儿败血症、缺氧缺血性脑病等严重并发症。胎儿宫内缺氧还可造成颅内出血。子宫收缩乏力导致产程延长者除需剖宫产以外,阴道手术助产率也相应增加。胎儿宫内缺氧时行阴道手术助产可引起新生儿产伤,尤其加重新生儿颅内出血的发生。

【预防及处理】

1.预防　应对孕妇进行产前教育,使孕妇了解妊娠及分娩的生理过程。分娩时,对产妇多作解释和具体指导,解除产妇思想顾虑和恐惧心理,做好耐心的解释工作,以增强信心,可以预防精神心理因素所导致的宫缩乏力。目前推行的"导乐分娩"和"家庭化产房"对减少产妇焦虑,稳定情绪,保持正常的产力很有益处。产程中应注意改善全身情况,加强护理,鼓励多进高能量饮食,及时补充水分和营养,必要时可静脉给予 5%～10% 葡萄糖液 500～1000ml 及维生素 C 1～2g。伴有酸中毒时应补充 5% 碳酸氢钠,低钾血症时应给予氯化钾静脉缓慢滴注。补充钙剂可提高子宫肌球蛋白及腺苷酶活性,增加间隙连接蛋白数量,增强子宫收缩。要正确使用镇静剂,产妇疲劳时可予以地西泮 10mg 静脉推注,或哌替啶 100mg 肌内注射,也可肌内注射苯巴比妥钠 0.1～0.2g。产妇在得到充分休息后,子宫收缩可以转强,有利于产程进展。产程中还应督促产妇及时排尿,对膀胱过度充盈而有排尿困难者应予以导尿,以免影响子宫收缩。

2.处理　当出现宫缩乏力时应积极寻找原因,首先考虑有无头盆不称以及严重的胎位异常,如能除外明显的头盆不称及严重胎位不正后才考虑加强宫缩;其次检查宫缩是否协调,若系不协调宫缩乏力应先予以强镇静剂如哌替啶 100mg 或吗啡 10mg 肌内注射,地西泮 10mg 静脉推注使产妇充分休息,宫缩转协调后才能使用其他方法加强宫缩。

（1）协调性子宫收缩乏力

1）温肥皂水灌肠：临产后宫口扩张 3cm 以下而胎膜未破裂者，可予以温肥皂水灌肠以促进肠蠕动，排除粪便和积气，反射性刺激子宫收缩。

2）人工破膜：宫口扩张 3cm 以上，产程进展延缓或停滞而无明显头盆不称或严重的胎位异常者，可行人工破膜以利胎头下降而直接压迫子宫下段及宫颈，反射性加强子宫收缩而促进产程进展。但破膜前必须先做阴道检查，特别对胎头未衔接者应除外脐带先露，以免破膜后发生脐带脱垂。破膜时间应在两次宫缩之间，推荐在下次宫缩即将开始前这一段时间进行，此时宫腔压力不大，破膜后手指应停留在阴道内，依靠随即而来的宫缩使胎头下降，占据骨盆入口，经过 1～2 次宫缩待胎头入盆后，再将手指取出，以防羊水流出速而将脐带冲出引起脐带脱垂。

Bishop 用宫颈成熟度评分法，估计人工破膜加强宫缩措施的效果，该评分法满分为 13 分，若产妇得分≤3 分，人工破膜均失败，应该用其他方法；4～6 分的成功率约为 50％，7～9 分的成功率约为 80％，>9 分均成功。

3）缩宫素的应用：在处理协调性子宫收缩乏力时，正确的使用缩宫素十分重要。使用前应除外明显的头盆不称、胎位不正（额位、颏后位、高直后位、前不均倾位等）以及胎儿窘迫。缩宫素可以刺激子宫平滑肌收缩，还可使乳腺导管的肌上皮细胞收缩，外源性缩宫素在母体血中半衰期为 1～6 分钟，可以迅速灭活。当产程中出现协调性子宫收缩乏力而需使用缩宫素加强宫缩时，需掌握低浓度、慢速度及专人守护的原则，具体方法如下：因缩宫素与其受体结合后才能发挥加强宫缩的作用，若用量过大，大部分不能与受体结合，且因足月妊娠子宫对缩宫素的敏感性增加，故主张从小剂量开始给药，即将缩宫素 2.5U 加入 5％葡萄糖液 500ml 中静脉滴注，每 ml 溶液中含缩宫素 5mU，开始以每分钟 8 滴（相当于 2mU/min）缓慢滴注，然后根据子宫收缩的反应程度调整，直至达到有效剂量，出现有效宫缩，通常不超过 10mU/min（30 滴/min），最大滴注速度不能超过 20mU/min，当宫缩达到间隔 2～3 分钟，持续 40～60 秒，宫腔内压为 50～60mmHg 时即为有效宫缩，即以最低有效浓度维持有效宫缩。按照分娩生理规律，潜伏期应调整宫缩间隔为 3～4 分钟，活跃期 2～3 分钟，第二产程不少于 2 分钟。用缩宫素静滴时，必须有经过训练、熟悉该药物性质并能处理并发症的医务人员在旁专门观察，定时听诊胎心音，守候宫缩，有条件者行电子胎心监护，若发现宫缩过强，应立即调整滴速；若出现痉挛性宫缩或胎心异常，须立即停止滴注；若持续用药 2～4 小时产程仍无进展，则往往并非由产力异常引起，应重新估计有无头盆不称及胎位不正。

有以下情况者应慎用或禁用缩宫素：头盆不称；子宫过度膨胀（如巨大儿、羊水过多、多胎妊娠);胎位异常(如肩先露、额位、颏后位、高直后位、前不均倾位等);前置胎盘;胎盘早剥;早产(可使新生儿高胆红素血症增加);胎儿宫内窘迫;高龄初产妇;有子宫或子宫颈手术病史(如剖宫产瘢痕子宫、子宫肌瘤剔除术后、子宫颈修补术后等)。

缩宫素使用的并发症有:①缩宫素过敏:产妇对缩宫素极度敏感而引起子宫强直收缩,短期内可导致胎儿窘迫或死亡,母体发生子宫破裂,是应用缩宫素最严重的并发症。为准确了解缩宫素进入产妇血循环的时间,在将缩宫素加入输液瓶内摇匀后,先放掉橡皮管中不含缩宫素的液体,然后输入含有缩宫素的溶液,当缩宫素溶液进入产妇静脉时,应注意观察宫缩是否立即开始,若呈强制性收缩(宫缩持续 1 分钟以上不消失),提示产妇对缩宫素过于敏感,应立即停止滴注,并给予乙醚麻醉或宫缩抑制剂使子宫放松。如 1‰肾上腺素 1ml 加入 5%～10%葡萄糖溶液250ml 内静脉滴注,滴流速度不超过 5μg/min,或 25%硫酸镁 20ml 加入等量5%～10%葡萄糖溶液缓慢静脉推注。②胎膜已破的产妇,特别是羊水中混有胎粪的经产妇,缩宫素致宫缩过强时可能发生羊水栓塞。③第三产程时静脉中快速大量推注缩宫素,可能导致心律失常及低血压。④持续大量静脉滴注缩宫素,特别是大量静脉补液时,由于缩宫素的抗利尿作用,使水的重吸收增加,可有水中毒的表现,即先有尿量减少,数小时后出现昏迷和抽搐。

低浓度的缩宫素静脉滴注是比较安全的使用方法,过去常用缩宫素滴鼻,但由于浓度和吸收量的不可控性目前已被放弃。除非胎头拨露,已经着冠,仅差 2～3次阵缩胎儿即可娩出,产妇又无力向下屏气时,可用缩宫素 1～2 滴滴鼻,即使有较强的宫缩,也因胎儿即将娩出或以出口产钳牵引娩出而不致受到损害。但无经验者仍以不采用此法为宜。

4)地西泮的应用:地西泮能松弛宫颈平滑肌,软化宫颈,促进宫口扩张,同时可以降低母体交感神经系统的兴奋性,使子宫血管张力下降,有助于改善子宫的血液循环。同时,其镇静、抗焦虑及催眠作用可以缓解产妇的紧张情绪及疲惫状态,进而减少产妇体内儿茶酚胺的分泌,有助于加强子宫收缩,适用于宫口扩张缓慢及宫颈水肿时。常用方法为 10mg 静推,间隔 4～6 小时可重复使用,与缩宫素联合应用效果更加,此法安全有效,国内比较常用。近年来,间苯三酚(商品名斯帕丰)也广泛使用于产程中,其作用于产程的药物机制与地西泮相似,甚至有学者认为其作用较地西泮更为明显,常用方法为 80mg 静脉推注。

5)前列腺素:常用的前列腺素类药物有米索前列醇、卡孕栓及 PGE_2 凝胶等,临床上多用于促宫颈成熟,在宫颈条件差的足月妊娠引产中,使用前列腺素引产成功率显著高于缩宫素引产。由于前列腺素可能引起过强的宫缩及恶心、呕吐、头痛、心动过速、视力模糊及浅静脉炎等副反应,因此,宫缩乏力时使用前列腺素应严密观察产妇反应及出现过强宫缩。常用的方法包括口服、静脉滴注或局部应用,静脉滴注的剂量为 PCE $20.5\mu g/min$ 或 $PGF_2 0.5\mu g/min$。

此外,针刺合谷、三阴交、太冲、支沟等穴位也可以增强宫缩轻度。

在第一产程中,若经上述处理产程仍无进展或出现胎儿窘迫征象时,应及时行剖宫产术。第二产程若头盆相称出现宫缩乏力,可静滴缩宫素加强产力,同时指导产妇配合宫缩屏气用力,争取经阴道自然分娩;若出现胎儿窘迫征象应尽早结束分娩,胎头双顶径已通过坐骨棘平面且无明显颅骨重叠者可行低位产钳术或胎头吸引术助产分娩;否则,应行剖宫产术。第三产程为预防产后出血,当胎儿前肩娩出后,立即宫体注射缩宫素 20U,胎儿娩出后再以 20U 加入 5% 葡萄糖液 500ml 中静滴,以增强宫缩,促使胎盘剥离、娩出及子宫血窦关闭。产程长、破膜时间长及手术产者,应予以抗生素预防感染。

(2)不协调性子宫收缩乏力:处理原则是调节子宫收缩,使其恢复正常节律性及极性。应给予适量镇静药物,如哌替啶 100mg 或吗啡 10mg 肌注(限于估计胎儿在 4 小时内不会娩出者),或安定 10mg 缓慢静推,使产妇能熟睡一段时间,醒后多能恢复协调性子宫收缩,使产程得以顺利进展。需要注意的是,在未恢复协调性子宫收缩前,禁用缩宫素,以免加重病情。对伴有胎儿窘迫征象、明显头盆不称者则禁用强镇静剂,宜早行剖宫产。不协调性子宫收缩乏力难以纠正者也应尽早剖宫产终止妊娠。

二、子宫收缩过强

(一)协调性子宫收缩过强

【临床表现和诊断】

子宫收缩的节律性、对称性和极性均正常,但子宫收缩力过强、过频,10 分钟以内有 5 次或 5 次以上宫缩,羊膜腔内压大于 50mmHg。如产道无阻力,宫口可迅速开全,分娩在短时间内结束。若宫口扩张速度>5cm/h(初产妇)或>10cm/h(经产妇),总产程<3 小时结束分娩,称为急产,经产妇多见。若伴有头盆不称、胎位异常或瘢痕子宫,有可能出现病理性缩复环或发生子宫破裂。

【对母儿的影响】

1.对产妇的影响　初产妇可因宫颈、阴道、会阴在短期内扩张不满意造成严重撕裂,个别宫颈坚韧者甚至可发生子宫破裂,且产后又可因子宫肌纤维缩复不良而发生产后出血。若产程过快而使接产准备不及,消毒不严,可引起产褥感染。宫缩过强导致宫腔压力增高,可增加羊水栓塞发生的风险。

2.对胎儿及其新生儿的影响　子宫收缩过频、过强影响子宫血流及胎儿血的氧化,可引起胎儿宫内窘迫甚至死亡。胎儿娩出过快,而软产道未充分扩张,阻力较大,可导致新生儿颅内出血、骨折和臂丛神经损伤。另外,由于来不及充分准备,或来不及到医院分娩,可因急产而造成不消毒分娩、坠地分娩等意外情况发生。

【预防及处理】

有急产史的孕妇,需在预产期前1～2周应提前住院待产。临产后不应灌肠。提前做好接产及抢救新生儿窒息的准备。胎儿娩出时,勿使产妇向下屏气。若急产来不及消毒及新生儿坠地者,新生儿应肌注维生素 K_1 10mg 预防颅内出血,并尽早肌注精制破伤风抗毒素 1500U。产后应仔细检查宫颈、阴道、外阴,若有撕裂应及时缝合。若属未消毒的接产,应给予抗生素预防感染。

此类异常强烈的宫缩很难被常规剂量的镇静剂抑制,剂量过大又对胎儿不利。若因严重头盆不称、胎先露或胎位异常出现梗阻性难产并导致子宫收缩过强时,子宫下段过度拉长变薄,子宫上下段交界部明显上移形成病理性缩复环。此为先兆子宫破裂的征象,应及时处理,可予乙醚麻醉紧急抑制宫缩而尽快行剖宫产术,否则将发生子宫破裂,危及母儿生命。

(二)不协调性子宫收缩过强

【临床表现和诊断】

1.强直性子宫收缩　子宫内口以上部分的子宫肌层处于强烈痉挛性收缩状态,多系分娩发生梗阻、缩宫药物应用不当或胎盘早剥血液浸润肌层所引起。产程中产妇表现为烦躁不安,持续性腹痛,拒按。胎位叩不清,胎心听不清。有时可出现病理性缩复环、肉眼血尿等先兆子宫破裂征象。

2.子宫痉挛性狭窄环　子宫局部肌肉强直性收缩形成的环状狭窄,围绕胎体某一狭窄部,如胎颈、胎腰。其发生原因尚不清楚,偶见于产妇精神紧张、过度疲劳、早期破膜、不恰当地应用宫缩剂或粗暴的宫腔内操作。狭窄环多发生于子宫上下段交界处,亦可发生在子宫任何部位,这种情况应与先兆子宫破裂的病理性缩复环相鉴别。由于痉挛性狭窄环紧卡宫体,胎先露难以下降反而上升,子宫颈口不扩大反而缩小,产妇持续腹痛,烦躁不安,产程停滞。经阴道内触诊,可叩及子宫腔内有一坚硬而无弹性环状狭窄,环的位置不随宫缩而上升。

【对母儿的影响】

1.对产妇的影响　不协调性子宫收缩过强形成子宫痉挛性狭窄环或强直性子

宫收缩时,可导致产程延长和停滞。同时,宫缩过强可增加羊水栓塞、软产道裂伤、胎盘滞留、产后出血、子宫破裂等的风险。

2.对胎儿的影响 不协调性子宫收缩过强可致产程停滞、胎先露不下降、子宫胎盘血流障碍,从而引起胎儿宫内窘迫及新生儿窒息,严重者直接导致死胎或死产。

【处理】

1.强直性子宫收缩 发现子宫强直性收缩时应立即停用宫缩剂,停止阴道内、宫腔内操作,给予产妇吸氧的同时应用宫缩抑制剂如 1‰肾上腺素 1ml 加入 5%～10%葡萄糖溶液 250ml 内静脉滴注,滴流速度不超过 5μg/min,或用 25%硫酸镁溶液 20ml 加等量 5%～10%葡萄糖溶液静脉缓推。若估计胎儿在 4 小时内不会娩出亦可给予强镇静剂,如哌替啶 100mg 肌注。在抑制宫缩的时候应密切观察胎儿安危。若宫缩缓解、胎心正常,可等待自然分娩或经阴道手术助产。若宫缩不缓解,已出现胎儿窘迫征象或病理性缩复环者,应尽早行剖宫产;若胎死宫内,应先缓解宫缩,随后经阴道助产处理死胎,以不损害母体为原则。

2.子宫痉挛性狭窄环 胎心无明显变化时可采取期待疗法,停止宫腔内操作,给予镇静止痛药物,如吗啡、哌替啶等,在充分休息后狭窄环多能自行消失。如有胎儿窘迫则可用宫缩抑制剂如肾上腺素、利托君、硫酸镁,亦可用氟烷、乙醚等吸入麻醉使环松解,舌下含硝酸甘油0.6mg,吸入亚硝酸异戊酯 0.2ml 有时也可使狭窄环放松。凡能松解者在宫口开全后可经阴道助产结束分娩,若缩窄环仍不放松并出现胎儿窘迫征象,则应及时剖宫产终止妊娠。

第二节 产道异常

产道分为骨产道(骨盆)及软产道(子宫下段、宫颈、阴道)两部分,临床上产道异常以骨产道多见。

一、骨产道异常

骨盆形态异常或径线过短可直接影响胎儿顺利娩出,是造成难产的主要原因之一。但在分娩中除与骨盆形状、大小有关外,与产力、胎儿大小、胎位及胎头的可塑性皆有密切关系。即使骨盆正常,胎儿过大或胎位不正,分娩也会遇到困难。相反,骨盆轻度狭小,胎儿一般大小,胎位正常,产力良好也可顺利经阴道娩出。因此不能只从骨盆测量的数值孤立地去估计分娩的难易。

骨盆的大小与形态是造成难产的首要因素,是导致头盆不称及胎位异常最常见的原因,因此在对分娩预后做出估计时首先要了解骨盆是否有异常。骨盆异常可以分为骨盆狭窄和骨盆畸形两大类,前者较后者多见。

(一)骨盆狭窄

骨盆的任何一个径线或几个径线小于正常者为骨盆狭窄,可有一个平面狭窄或多个平面同时狭窄。造成狭窄骨盆的原因有先天性发育异常、出生后营养、疾病和外伤等因素。当某一径线短小时需要观察同一平面其他径线的大小,再结合整个骨盆的大小与形态全面衡量,才能对这一骨盆在难产中所起的作用做出比较正确的估计。

【骨盆狭窄的程度】

目前有关骨盆狭窄的程度的划分尚无统一的划分标准,主要是对骨盆测量的方法和意见不一致。骨盆的测量可以有三种方法,即临床测量、X线测量以及超声测量。由于X线可能对胎儿产生危害,目前多数人不主张用X线测量骨盆,至少不应常规应用。超声测量在临床上尚未普及。故临床测量仍然是衡量骨盆大小的主要方法。外测量因受到骨质厚薄的影响,故有时须加以矫正,特别是骨盆入口面的骶耻外径受骨质的影响最大,故应做手腕围测量,了解骨质的厚薄加以校正,或以内测量对角径(不受骨质增厚的影响)加以核对。

骨盆狭窄的程度一般分为三级:

Ⅰ级,临界性狭窄,即径线处于临界值(正常与异常值之交界),需谨慎观察此类产妇的产程,但绝大多数病例可自然分娩;

Ⅱ级,相对性狭窄,包括的范围较广,分为轻、中、重度狭窄三种,此种病例需经过一定时间的试产后才能决定是否可能由阴道分娩,中度狭窄时经阴道分娩的可能性极小;

Ⅲ级,绝对性狭窄,无阴道分娩的可能,必须以剖宫产结束分娩。

1.入口平面狭窄 因入口面前后径狭窄较横径狭窄多见,故按入口面前后径长短将骨盆入口面狭窄分为3级。

2.中骨盆平面狭窄 中骨盆狭窄常表现为横径短小,因而坐骨棘间径(中骨盆横径)甚为重要,但临床上难以测量,只得用米氏菱形窝横径加1cm来估计。中骨盆后矢状径可以坐骨切迹底部宽度估计,中骨盆前后径可经阴道检查直接测量。

严格地讲,中骨盆除前后径可以直接测得外,坐骨棘间径与后矢状径均需X线摄片测量,在无条件进行X线测量时,可用以下几项临床检查指标估计中骨盆狭窄以及狭窄程度:

(1)坐骨棘明显突出；

(2)坐骨切迹宽度小于 2 横指(<4.5cm)；

(3)耻坐径≤8.0cm；

(4)坐骨结节间径(出口面横径)≤7.5cm。

若有以上两项情况存在，可能为中骨盆临界性狭窄，若有 3～4 项存在，则多为相对性狭窄。

3.出口平面狭窄　骨盆出口的径线以坐骨结节间径与后矢状径的临床意义最大，尤以前者更为重要。如坐骨结节间径较短，耻骨弓角度变锐，出口平面前部可利用面积减少，如后矢状径有足够的长度，可以补偿坐骨结节间径之不足，胎儿仍有可能娩出。但若坐骨结节间径过于短小(≤6.0cm)时，即使后矢状径再大也无法补偿。对出口平面狭窄的分级，除需测量坐骨结节间径、坐骨结节间径＋后矢状径外，还应参考出口面前后径的大小。出口面前后径则为耻骨联合下至骶尾关节之直线距离，也是胎头必须经过的出口，若此径线短小时，胎头常需处于枕横位以双顶径通过此径线。正常为 11.8cm，最短不能少于 10cm。

【骨盆狭窄的分类】

按骨盆狭窄平面分类

(1)骨盆入口平面狭窄：大多数表现为入口平面前后径狭窄，即扁平型狭窄。

(2)中骨盆-出口平面狭窄：此处所指的出口狭窄是指骨质围绕的出口面狭窄，由于它与中骨盆非常接近，大小形态相似，甚至略小于中骨盆，是阴道分娩的最后一关，故出口狭窄也提示中骨盆狭窄。因此，Benson 提出中骨盆-出口面难产的概念。

中骨盆-出口狭窄又称漏斗型狭窄，分为 3 种：①中骨盆及出口面横径狭窄：骨盆两侧壁内聚，常见于类人猿型骨盆。②中骨盆及出口面前后径狭窄：骨盆前后壁内聚，多系骶骨为直型的单纯性扁平型骨盆。③混合型：中骨盆及出口面的横径与前后径均狭窄，骨盆两侧壁及前后壁均内聚，常见于男性型骨盆。①和③两型骨盆易发生持续性枕后位，因为类人猿型及男型骨盆入口前半部狭小，后半部宽大，胎头常以枕后位入盆，但胎头纵径难以在横径狭窄的中骨盆平面向前旋转 135°成为枕前位。②型骨盆入口面多呈扁形，胎头以枕横位入盆，由于中骨盆前后径狭窄而横径正常，因此胎头持续于枕横位，甚至直达盆底。若胎儿不大，还可能徒手将胎头旋转至枕前位娩出；若胎儿稍大则容易发生梗阻性难产，需以剖宫产结束分娩。

中骨盆-出口狭窄而入口面正常的漏斗型狭窄骨盆，胎头多能衔接入盆，但抵达中骨盆后胎头下降缓慢甚至停滞。临床表现为第一产程前半段正常，而第一产程末宫颈扩张延缓或停滞,第二产程延长。因此,当宫颈已开全,胎先露下降至坐骨棘水平以下停滞,应注意是否漏斗型骨盆狭窄,胎头是否为持续性枕横位或枕后位。此时绝不可被胎头严重的变形和水肿所造成的胎头已进入盆底的假象所蒙蔽,而盲目地决定由阴道助产,否则将给母儿带来极大的危害。故若系漏斗型骨盆狭窄,不宜试产太久,应放松剖宫产指征,严重狭窄者应行选择性剖宫产。

(3)入口、中骨盆及出口均狭窄(均小型狭窄):骨盆入口、中骨盆及出口平面均狭窄时,称均小型骨盆。可分为三种类型:①骨盆形态仍保持女性骨盆的形状,仅每个平面径线均小于正常值1～3cm。均小骨盆多见于发育差身材矮小的妇女;②单纯性扁平骨盆,其三个平面的前后径均缩短。③类人猿型骨盆,三个平面的横径均小。三者中以①型多见,此型骨盆虽各个径线稍小,若胎儿不大,胎位正常,产力强,有时也可经过阴道分娩。但大多数由于全身体格发育不良,往往出现子宫收缩乏力,需手术助产。如胎儿较大、或胎头为持续性枕后位或枕横位时,则难产机会更大。故对均小型骨盆的产妇剖宫产指征也不宜掌握过紧。

(二)骨盆形态异常

骨盆形态异常也称骨盆畸形,分为三类:①发育性骨盆异常;②骨盆疾病或损伤;③因脊柱、髋关节及下肢疾患所致的骨盆异常。

1.发育型骨盆异常　骨盆发育过程中,受种族、遗传、营养等因素的影响,其形态,大小因人而异,Shapiro根据骨盆形态不同分为四种类型:女型、男型、扁平型和类人猿型。实际上完全符合这四种形态的骨盆并不多见,而大多数为它们的混合型。骨盆四种基本形态的特点如下:

(1)女型骨盆:最常见,即所谓正常型骨盆。骨盆入口面横径较前后径略长,呈横椭圆形。有利于分娩,胎头多以枕前位或枕横位入盆。但是,若骨盆腔均匀地狭窄,则为均小骨盆,不利于分娩。

(2)男型骨盆:骨盆入口面呈鸡心形或楔形,两侧壁内聚,耻骨弓小,坐骨棘突出,坐骨切迹窄,坐骨棘间径小于9cm,骶骨下1/3向前倾,使出口面前后径缩短,故骨盆前后壁也内聚,形成所谓漏斗型骨盆。这种类型骨盆最不利于胎头衔接,胎头多以枕横位或枕后位入盆,因中骨盆前后径及横径均短小,不利于胎头旋转和下降,故常出现持续性枕横位或枕后位,其中不少需行剖宫产。

(3)扁平型骨盆:扁平型骨盆入口面前后径短,横径相对较长,呈横的扁圆形。骨盆浅,侧壁直立,耻骨联合后角及耻骨弓角均宽大,坐骨棘稍突,坐骨棘间径较大,坐骨切迹较窄,骶骨宽而短。胎头常以枕横位入盆,一旦通过入口面,分娩即有可能顺利进行。

（4）类人猿型骨盆：人猿型骨盆各平面前后径长，横径短，呈纵椭圆形。骨盆深，侧壁直立，稍内聚，坐骨棘稍突，坐骨棘间径较短，坐骨切迹宽大，骶骨较长。胎头常以枕后位入盆，并持续于枕后位，若产力好，胎儿不大，胎头下降至盆底可转为直后位娩出。

2.骨盆疾病或损伤

（1）佝偻病骨盆：因儿童期维生素D供应不足或长期缺乏太阳照射所致，佝偻病骨盆的形成主要是由于患者体重的压力及肌肉韧带对骨盆牵拉的机械作用，其次是骨盆骨骼在发育过程中的病理改变，现已极少见。佝偻病骨盆的主要特征：骶骨宽而短，因集中承受自身躯干重量的压力而前倾，骶岬向骨盆腔突出使骨盆入口面呈横的肾形，前后径明显变短。若骶棘韧带松弛，则骶骨末端后翘，仅入口面前后径缩短；若骶棘韧带坚实，则骶骨呈深弧形或钩形，使入口面及出口面前后径均缩短；骨盆侧壁直立甚至外展，出口横径增大。佝偻病骨盆变形严重，对分娩极为不利，故不宜试产。

（2）骨软化症骨盆）：维生素D缺乏发生于骨骺已闭合的成年人时称骨软化症。因受躯干重量的压力和两侧股骨向上内方的支撑力，以及邻近肌群、韧带的牵拉作用。骨软化症骨盆的主要特征：发生高度变形，但不成比例；骨盆入口前后径、横径均缩短而呈"凹三角形"，中骨盆显著缩小，出口前后径也严重缩小。胎儿完全不能经阴道分娩，即使胎儿已死，由于胎头无法入盆，也不能经阴道行穿颅术，只能行剖宫取胎术。骨软化症骨盆已极为罕见。

（3）骨盆骨折：多发生于车祸或跌伤后。骨折部位多见于双侧耻骨横支、坐骨支及骶骨翼。严重骨盆骨折愈合后可后遗骨盆畸形及明显骨痂形成，妨碍分娩。骨盆骨折愈合骨盆摄片很重要，可为今后妊娠能否经阴道分娩提供依据。妊娠后，应仔细作内诊检查明确骨盆有无异常，应慎重决定是否试产。

（4）骨盆肿瘤：罕见。骨软骨瘤、骨瘤、软骨肉瘤皆有报道。可见于骨盆后壁近骶髂关节处，肿瘤向盆腔突出，产程中可阻碍胎头下降，造成难产。

3.脊柱、髋关节或下肢疾患所致的骨盆异常

（1）脊柱病变性畸形骨盆：脊柱病变多由骨结核引起，可导致两种畸形骨盆。

1）脊柱后凸（驼背）性骨盆：主要是结核病及佝偻病所引起。脊柱后凸部位不同对骨盆影响也不同，病变位置越低，对骨盆影响越大。若后凸发生在胸椎，则对骨盆无影响；若后凸发生在胸-腰部以下，可引起中骨盆及出口前后径及横径均缩短，形成典型漏斗型骨盆，分娩时可致梗阻性难产。由于脊柱高度变形，压缩胸廓，使胸腔容量减少，增加了对心肺的压力，肺活量仅为正常人的一半，右心室必须增大压力以维持因妊娠而日益增加的肺血流量,以致右心室负荷增加,有心室肥大,因此,驼背影响心肺功能,孕晚期及分娩时应加强监护,以防发生心衰。

2)脊柱侧凸性骨盆:若脊柱侧凸累及脊柱胸段以上,则骨盆不受影响;若脊柱侧凸发生在腰椎,则骶骨向对侧偏移,使骨盆偏斜、不对称而影响分娩。

(2)髋关节及下肢病变性骨盆:髋关节炎(多为结核性)、脊髓灰质炎致下肢瘫痪萎缩、膝或踝关节病变等,如在幼年发病可引起跛行,步行时因患肢缩短或疼痛而不能着地,由健肢承担全部体重,结果形成偏斜骨盆。由于患侧功能减退,患侧髂翼与髋骨发育不全或有萎缩性变化,更加重了骨盆偏斜程度。妊娠后,偏斜骨盆对分娩不利。

【骨产道异常的诊断】

1.病史　若有以下病史,如佝偻病、骨质软化症、小儿麻痹症、脊柱及髋关节结核、严重的胸廓或脊柱变形、骨盆骨折以及曾有剖宫产、阴道手术助产、反复发生臀先露或横位的经产妇、死产、新生儿产伤等,应仔细检查有无骨盆异常。

2.体格检查

(1)一般检查:身材矮小,低于145cm的产妇,患骨盆均小型狭窄的可能性较大。体格粗壮,颈部较短,骨骼有男性化倾向者,不但因其骨质偏厚影响骨盆腔大小,也易伴有漏斗型狭窄。双下肢不等长,可导致骨盆畸形,故应仔细检查有无影响骨盆形态的下肢或脊柱疾病,有无佝偻病或骨盆骨折的后遗症等。

(2)骨盆测量

1)骨盆外测量:由于受骨盆的骨质厚薄及内展、外翻等生理因素等影响,骨盆外测量并不能真实反映产道大小,故有学者主张淘汰不用。但多数学者认为骨盆外测量方法简单易行,可初步了解骨盆大小,仍可供临床参考。

①骶耻外径<18cm,提示入口面前后径狭窄,往往为扁平骨盆;

②坐骨结节间径<7.5cm,应考虑出口横径狭窄,往往伴中骨盆狭窄;

③坐骨结节间径+后矢状径<15cm或耻骨弓角度呈锐角且耻骨弓低者,也提示出口狭窄;

④米氏菱形不对称,各边不等长者,可能为偏斜骨盆;

⑤骨盆外测量各径线均小于正常值2cm或更多者,提示均为小骨盆狭窄。

骨盆外测量时,应该注意:①测量髂前上棘间径和髂棘间径时测量器两端应置于解剖点的外缘,以免测量器滑动产生误差。②测量骶耻外径时,测量器的一端应在耻骨联合前方尽量靠近阴蒂根部,避免滑入耻骨联合上缘内产生误差。③骨质厚薄对于外测量径线的可靠性有直接影响。若外测量为同一数值,骨质薄的较骨质厚的妇女其骨盆内腔要大些。用带尺围绕右尺骨茎突及桡骨茎突测出前臂下段周径(简称手腕围),可作为骨质厚薄的指数。我国妇女平均指数为14cm,大于14cm者骨质偏厚,小于14cm者骨质偏薄。当手腕围为14cm时,骨盆入口前后径＝骶耻外径－8cm,手腕围每增加1cm骶耻外径要多减0.5cm,手腕围每减少1cm骶耻外径要少减0.5cm。④骨盆出口径线的测量不受骨质厚薄的影响,测量时两手大拇指内面应紧贴耻骨坐骨支的内面,由上而下寻找坐骨结节,一过坐骨结节两大拇指内面即无法停留在耻骨坐骨支内面,因此两手大拇指最后能停留处即为坐骨结节间径测量处。坐骨结节间径不但表明了骨盆出口横径的长度,也可间接了解中骨盆横径大小。

2)骨盆其他外部检查

①米氏菱形区:米氏菱形区之纵径正常为10.5cm,若超过此值,表示骨盆后部过深;横径正常为9.4cm,若短于此值表示中骨盆横径可能缩短。米氏菱形区上三角正常高值应为4～5cm,≤3cm者则骨盆入口面形态偏扁(前后径缩短),若上三角消失,则为严重的佝偻病。

②骨盆倾斜度:凡孕产妇有以下表现者要怀疑骨盆倾斜度过大。

a.孕产妇腹壁松弛,子宫向前倾斜呈悬垂腹,多发生于经产妇,现已少见;

b.背部腰骶椎交界处向内深陷,骶骨上翘;

c.腹部检查胎头有可疑骑跨现象,即胎头虽高于耻骨联合水平,但以手按压可将其推至耻骨联合水平,如以手按压可将其推至耻骨联合水平以下,这并不表示头盆不称,而因骨盆倾斜度过大时,胎头不能适应骨盆入口面的方向所造成;

d.耻骨联合低,产妇平卧时,耻骨联合下缘接近产床平面,检查者常怀疑耻骨联合过长,实则是由于骨盆倾斜度过大所造成。

3)骨盆内测量:骨盆外测量时如怀疑有骨盆狭窄,应在妊娠晚期或临产后进行骨盆内测量。内测量须经消毒外阴及阴道后戴消毒手套中指、食指经阴道检查进行测量。

①对角径:是从耻骨联合下缘到骶岬的距离,正常值为12.5～13.0cm。对角径减去1.5cm即等于骨盆入口面前后径,即真结合径。

②坐骨棘间径:又称中骨盆横径,此径不易测量,可采用以下方法:

a.用德利氏中骨盆测量器测量,但因此器末端难以固定,故不易检查准确;

b.有人提出在内诊时手指触及一侧坐骨棘后向另一侧横扫,以手指数估计其长度,但也不够准确。

无法确切了解坐骨棘间径时可采取临床估计方法:

a.可考虑以髂后上棘间径即米氏菱形区横径,加 1cm 作为坐骨棘间径;

b.更简便的方法是将坐骨棘突出程度划分为三级以表示坐骨棘之长短,Ⅰ级——坐骨棘较平坦,相对坐骨棘间径较长,Ⅱ级——坐骨棘中等突出,坐骨棘间径也为中等长度,Ⅲ级——坐骨棘尖锐突出,坐骨棘间径短小;

c.参考坐骨结节间径长度。

③中骨盆前后径:先确定骶尾关节,然后用内诊指尖循此关节向上,越过骶骨第 5 节约 1cm,此处即第 4 与第 5 骶椎交界处为测量的后据点,前据点仍为耻骨联合下缘。中骨盆前后径平均值为 12.2cm。

④中骨盆后矢状径:此径无法直接量,但可以坐骨切迹底部宽度代表之,能容 3 横指为正常;若≤2 横指表示中骨盆后矢状径明显缩短。切迹之宽窄以肛查指诊较为准确,阴道检查不易触及,特别是初产妇。

⑤耻骨联合后角:此角应大于 156°,检查时如感觉耻联后角较宽大表示系女型骨盆,如较小则为猿型或男型骨盆。

(3)骨盆的判断:综上所述,临床可借助下列情况以确定中骨盆的狭窄:

1)坐骨棘突出Ⅱ级或Ⅲ级;

2)坐骨切迹底部宽度<4.5cm(<2 横指);

3)坐骨结节间径≤7.5cm,其中两项或以上即可诊断为中骨盆狭窄。

肛诊了解骨盆后半部的情况常比阴道检查更准确,而且简单易行,实际也为骨盆内测量的一种方法。产妇临产后第一次肛查应详细了解骨盆后半部情况。让产妇侧卧,髋关节与膝关节屈曲并尽量向上靠近腹壁,检查者以食指进入肛门进行检查,了解以下情况:

1)骶尾关节活动度。检查者先以拇指在体外,食指在肛门内捏紧尾骨摇动,观察骶尾关节是否活动;骶尾关节固定,尾骨椎化,使骶骨末端形成钩状即钩型骶骨,可使出口前后径缩短;

2)骶骨内面弧度。食指顺骶尾关节上行,一般可查到第 2、3 骶骨交界处,可根据骶骨内面的弧度,以估计骶骨系直型、浅弧、中弧或深弧型,若估计系深弧型、可将食指离开骶骨的内面向骶岬方向直插,若能触及骶岬,则可以仍为时深弧型。中弧型骶骨最有利于分娩,浅弧型次之,直型与深弧型均不利于分娩。直型者骨盆各平面前后径均缩短,深弧型者入口面及出口面前后径缩短;

3)骶骨坐骨切迹。检查者的食指退至骶骨第 4、5 节交界处,然后向侧上方寻找坐骨棘,在骶骨坐骨韧带之上测量切迹能容几指,若能容 2 指即为正常。

4)坐骨棘是否突。

3.辅助检查

(1)X线骨盆测量:X线摄片骨盆测量较临床测量更准确,可直接测量骨盆各个面的径线及骨盆倾斜度,并可了解骨盆入口面及骶骨的形态,胎头位置高低与俯屈情况,以决定在这些方面有无异常情况。但由于 X 线对孕妇及胎儿可能有放射性损害,因此国内外多数产科工作者均认为只有在非常必要时才使用。

(2)B超骨盆测量:骨盆测量是诊断头盆不称和决定分娩方式的重要依据,由于 X 线骨盆测量对胎儿不利,目前产科已很少用。临床骨盆外测量虽方法简便,但准确性较差。1991 年开始,有学者探讨阴道超声骨盆测量方法,以协助诊断头盆不称,方法如下:

1)于孕 28～35 周作阴道超声测量骨盆大小。孕妇排空膀胱后取膀胱截石位,将阴道超声探头置入阴道内约 3～5cm,荧屏同时显示耻骨和骶骨时,为骨盆测量的纵切面,可测量骨盆中腔前后径,前据点为耻骨联合下缘内侧,后据点为第 4、5骶椎之间。然后将阴道探头旋转 90 度,手柄下沉使骨盆两侧界限清晰对称地显示,为骨盆测量的横切面,可测量骨盆中腔横径,两端据点为坐骨棘最突处。根据骨盆中腔前后径和横径,利用椭圆周长和面积公式,可分别计算骨盆中腔周长和中腔面积。

2)于孕晚期临产前 1 周,用腹部 B 超测量胎头双顶径和枕额径,并计算头围。

3)头盆不称的判断方法

①径线头盆指数(CID):为骨盆中腔前后径和横径的平均值与胎儿双顶径之差。若 CID≤15.8mm,示可疑头盆不称,若 CID＞15.8mm,无头盆不称。灵敏度53.4%、特异度 93.2%、准确度 77.9%、阳性预测值 83.0%。

②周长头盆指数(CIC):为骨盆中腔周长与胎头周长之差。若 CIC≤17mm,不可疑头盆不称,若 CID＞17mm,无头盆不称。灵敏度 34.2%、特异度 87.2%、准确度 66.8%、阳性预测值 43.1%。

③面积头盆指数(CIA):为骨盆中腔面积与胎头面积(双顶径平面)之差。若CIA≤8.3cm^2,示可疑头盆不称,若 CID＞8.3cm^2,无头盆不称。灵敏度 37.0%、特异度 88.9%、准确度 68.9%、阳性预测值 46.6%。其中,径线头盆指数(CID)准确度最高。

4)阴道超声骨盆测量方法的优点

①孕妇及胎儿均可免受 X 线损伤;

②阴道超声探头体积小,操作方便;

③定位准确,可重复测量;

④体型肥胖者也可获得满意的测量效果;

⑤结果准确,与 X 线骨盆测量值比较,95%以上的差别在 5mm 之下。

5)阴道超声骨盆测量注意点

①直肠大便充盈时,可使骶岬显示不清。

②盆腔内有较大实性包块如子宫肌瘤时,坐骨棘无法辨识。

③孕末期,胎头衔接后,先露较低时,阴道超声测量结果不满意。

④前置胎盘、先兆早产等阴道流血情况下均不宜做阴道超声测量。

有学者认为,阴道超声骨盆测量方法简便、准确,对母儿无害,建议作为孕妇骨盆测量的常规方法。

(3)计算机断层扫描(CT)骨盆测量:自 20 世纪 80 年代开始有不少报道利用 CT 正、侧位片进行骨盆测量,方法简便、结果准确,胎儿放射线暴露量明显低于 X 线摄片检查。但由于价格昂贵,目前尚未用于产科临床。

(4)磁共振成像(MRI)骨盆测量:MRI 对胎儿无电离损伤,与 CT 及 X 线检查完全不同,而且能清晰地显示软组织影像,可以准确测量骨盆径线,不受子宫或胎儿活动的影响,误差<1%,优于普通 X 线平片,胎先露衔接情况在矢状位和横轴位成像上显示良好,有利于很好地评价胎儿与骨盆的相互关系,以便决定分娩方式。MRI 的缺点是价格昂贵。

【骨产道异常对母儿的影响】

狭窄骨盆可使产程延长及停滞。骨盆入口狭窄可使潜伏期及活跃期均延长或停滞;中骨盆狭窄可使胎头下降延缓、胎头下降停滞、活跃期及第二产程延长;骨盆出口狭窄可使第二产程延长及胎头下降停滞。

1.对产妇的影响　骨盆入口狭窄使异常胎先露发生率增加;中骨盆狭窄易致胎方位异常。胎先露部下降受阻多导致继发性宫缩乏力,产程延长,使手术产及产后出血增多;产道受压过久,可形成尿瘘、粪瘘;个别情况下伴宫缩过强形成病理性缩复环,可致子宫破裂;因滞产行阴道检查次数增多,产褥感染机会增加。

2.对胎儿的影响　骨盆入口狭窄使胎头高浮或胎膜早破,使脐带先露及脐带脱垂机会增多,容易发生胎儿窘迫及胎儿死亡;胎头内旋转及下降受阻,在产道受压过久,或强行通过狭窄产道或手术助产,均能使胎头变形、颅骨重叠而致硬脑膜甚至大脑镰、小脑幕等撕裂,引起颅内出血及其他新生儿产伤、感染等疾病。

【骨产道异常的处理原则】

骨盆重度狭窄较少见。临床上遇到的骨产道异常多为骨盆轻度狭窄,但常是导致难产和滞产的重要原因之一。

单一径线的狭小不一定影响分娩,故应对整个骨盆的大小和形态作全面的衡量,才能做出比较正确的估计。胎儿能否自然分娩,与产力、胎方位、胎头的大小及可塑性、软组织的阻力及诊断和处理是否及时、正确等均有密切关系。

1.骨盆入口狭窄的处理 骨盆入口面单一径线狭窄往往是扁平型狭窄,若骶耻外径为17～18cm,胎儿正常大小,应给予充分试产的机会。胎膜未破者,应先行人工破膜加强宫缩。有学者认为,在处理骨盆入口轻度狭窄时,未经破膜的试产不能认为是有效的试产。

骨盆入口狭窄试产的时间可稍长,宫颈扩张进入活跃期后可试产6～8小时。但如产程开始后表现为原发性子宫收缩乏力或不协调宫缩,而宫缩又不能以强镇静剂打断时,提示有明显的头盆不称,应行阴道检查,测量对角径,重新估计头盆关系,试产应慎重,若明确头盆不称宜尽快行剖宫产术。

试产过程中如发现产力弱,可用缩宫素静滴加强宫缩。使用缩宫素时要严密监护母儿情况,若观察有效宫缩2小时产程仍无明显进展,可认为试产失败,应尽快行剖宫产术。

骨盆入口狭窄选择性剖宫产指征:①胎头高浮不能入盆,胎头骑跨;②骨盆入口严重狭窄,骶耻外径≤16cm;③骨盆显著畸形或有明显头盆不称。

2.中骨盆出口狭窄的处理

(1)中骨盆狭窄的处理:在分娩过程中,胎头在中骨盆平面完成俯屈及内旋转动作,中骨盆狭窄将影响胎头在骨盆腔的内旋转,因而是形成持续性枕横位或枕后位的主要原因。此时,胎头不能很好俯屈以致通过骨盆的径线增大。如宫颈已开全,可用手将胎头转成枕前位,以缩短胎头通过骨盆的径线,以利于自然分娩,但多数需用产钳或胎头吸引器助产。如产程无明显进展,胎头双顶径仍然停留在坐骨棘水平以上,或出现胎儿窘迫时,即应行剖宫产术。

(2)骨盆出口狭窄的处理:骨盆出口是骨产道的最低部位,如怀疑有出口狭窄,应于临产前对胎儿大小、头盆关系,仔细地做出估计,决定能否经阴道分娩。当出口横径狭窄时。耻骨弓下三角空隙不能利用,先露可向后移,利用后三角空隙娩出。临床上常用出口横径与后矢状径之和来估计出口大小。如两者之和大于15cm时,多数胎儿可经阴道分娩;两者之和为13～15cm时,多数需用胎头吸引器或产钳助产,此时应做较大的会阴侧切,以免会阴严重撕裂;两者之和小于13cm时,足月胎儿一般不能经阴道娩出,应行剖宫产术。坐骨结节间径的狭小,容易引起人们的注意,但出口前后径的狭小易被忽略,骶尾椎(尾骨骶化)使骶骨末端向前突出,形成钩状或佝偻病骨盆的骶骨呈深弧型时,骶骨末端也向前突,应当注意以上两种情况都使骨盆前后径缩短。

中骨盆与骨盆出口平面狭窄往往同时存在形成所谓漏斗型狭窄。而遇到持续性枕横位时,要特别警惕前后径狭小的漏斗型骨盆。

一般认为对骨盆入口面的狭窄,应尽可能试产;而对中骨盆或,及出口面的狭窄要多考虑剖宫产,而试产应慎重。

3.骨盆三个平面均狭窄的处理 在胎儿小、产力好、胎位及胎心正常的情况下可试产,通常可通过胎头变形和极度俯屈,以胎头最小径线通过骨盆腔,可能经阴道分娩;若胎儿较大,合并头盆不称以及出现胎儿窘迫征象时,均应行剖宫产术。

4.畸形骨盆的处理 应根据畸形骨盆的种类、狭窄程度、胎儿大小及产力等情况具体分析。畸形严重、头盆明显不称者,应及时行剖宫产术。

二、软产道异常

软产道为双重组织所构成,内部为子宫体、子宫下段、宫颈、阴道、外阴,外部为盆底膈膜、尿生殖膈及盆底肌肉等。分娩发动开始,宫口扩张是随着宫缩开始使宫颈容受,胎头衔接下降,胎儿通过产道而完成一系列的动作。故分娩时发生软产道异常,多以子宫下段、宫颈、阴道及外阴等异常为主。软产道本身的病变可引起难产,生殖道其他部分及其周围的病变也可能影响软产道使分娩发生困难,但以前者较为常见。软产道异常所致的难产远比骨产道异常所致的难产少见,因而易被忽略,造成漏诊。故应于妊娠早期常规行阴道检查,以了解生殖道及盆腔有无异常。

【外阴异常】

1.会阴坚韧 多见于初产妇,尤以35岁以上的高龄产妇多见,由于会阴组织坚韧,缺乏弹性,使阴道口小,会阴伸展性差,在第二产程中常使胎先露部下降受阻,且可于胎头娩出时造成会阴严重裂伤,分娩时应做预防性会阴侧切。

2.外阴水肿 妊娠高血压疾病子痫前期、严重贫血、心脏病及慢性肾脏疾病的孕妇,在有全身性水肿的同时,可有重度外阴水肿,以致分娩时妨碍胎先露部的下降,造成组织损伤,感染和愈合不良等情况。处理时,在临产前可局部应用50%硫酸镁湿热敷,一日多次;临产后仍有显著水肿者,可在严格消毒下用针进行多点穿刺皮肤放液;分娩时可行会阴侧切术;产后应加强局部护理,严防感染。

3.外阴瘢痕 外伤或炎症的后遗瘢痕挛缩,可使外阴及阴道口狭小影响先露部的下降,如瘢痕范围不大,分娩时可做适度的会阴侧切,若范围较大,可行剖宫产。

4.外阴闭锁 由于外伤或感染引起的不完全外阴闭锁,对分娩有一定影响,有时会造成外阴严重裂伤。

5.外阴其他异常 靠近会阴的炎块或其他肿块,若体积较大,可妨碍正常分娩,如广泛的外阴尖锐湿疣即可妨碍分娩,且常发生裂伤、血肿及感染。分娩时遇有此种情况以剖宫产为宜。

【阴道异常】

1.阴道闭锁　阴道完全闭锁,多因先天性发育畸形所致,患者的子宫亦常发育不全,故即使采用手术矫正阴道,受孕的机会极小。阴道不完全闭锁往往是由于产伤、腐蚀药、手术或感染而形成的瘢痕挛缩狭窄,其中央仅留小孔,闭锁位置低可影响性生活。在非妊娠期诊断此种情况可用一个手指置入肛门直肠中,另一手将探针探入阴道狭窄处,两者互相配合,以探明狭窄的深度、广度或闭锁的情况,必要时可用 40%碘化油 10～20ml 注入阴道内行造影术,以了解病变情况。在妊娠期,基底部<0.5cm 厚的瘢痕可随妊娠的进展而充血软化,如仅有轻度环形或半环形狭窄,临产后先露部对环状瘢痕有持续性扩张作用,常能克服此种障碍,完成分娩。若闭锁位置较低,可根据情况做单侧或双侧预防性会阴侧切,以防严重的会阴裂伤。瘢痕广、部位高者不宜经阴道分娩,以剖宫产为宜。

2.先天性阴道隔　可因其发生的来源不同而分为阴道纵隔和阴道横隔两种。阴道纵隔又分为完全纵隔和不完全纵隔。阴道纵隔常伴有双子宫及双宫颈畸形。但一般很少影响分娩。如发现胎先露部下降时为纵隔所阻,可将其剪断,待胎儿娩出后再切除剩余的隔,用肠线锁边或间断缝合残端。阴道横隔多位于阴道上、中段,系因两侧副中肾管会合后的最尾端与尿生殖窦相接部未贯通或仅部分贯通所致。完全性横隔不可能受孕。不完全性横隔易被误认为子宫颈外口,如仔细检查可发现阴道较短且看不到阴道穹隆。另在小孔上方可触及宫颈。临产后,做肛查可误将横隔之孔作为扩张停滞的宫口,仔细阴道检查可发现这种情况。阴道横隔可阻碍胎先露部的下降,如隔膜薄,可行"×"形切开,待胎儿娩出后再将切缘锁边缝合。如隔膜且厚,则需剖宫产。

3.阴道囊肿和肿瘤　阴道壁囊肿较大时可阻碍胎先露部下降,此时,可行囊肿穿刺吸出内容物,产后再选择时机进行处理。妊娠合并阴道肿瘤罕见,阴道内的肿瘤阻碍胎先露部下降而又不能经阴道切除者或阴道癌患者均应行剖宫产术,原有病变产后再行处理。

4.肛提肌痉挛　可使胎头下降受阻。在阴道检查未发现有器质性病变,而阴道有狭窄环时,可用硬膜外麻醉解除痉挛。

【子宫颈异常】

1.子宫颈坚韧　多见于高龄初产妇,因组织缺乏弹性或因情绪紧张发生宫颈痉挛性收缩而不扩张,此时可予以地西泮 10mg 静推或肌注哌替啶 100mg,或于宫颈局部注射阿托品 0.5mg,或用 1% 普鲁卡因 1～2ml 宫颈封闭,进行短期观察,如宫颈仍不扩张,应行剖宫产术。

2.子宫颈瘢痕　宫颈深部电灼、电熨、锥切及粗暴的宫颈扩张等术后、宫颈裂伤修补术后及感染所致的子宫颈瘢痕,一般在妊娠后可以软化,多不影响分娩。但如宫缩强而宫颈扩张停滞,阴道检查又未发现产道其他异常者,如有可疑病史,可考虑为子宫颈瘢痕所致的难产,宜早行剖宫产术。

3.宫颈水肿　胎头位置不正,产妇过早屏气或宫缩不协调,而产程延长时,由于宫颈组织受压、血液回流受阻可引起宫颈水肿而扩张缓慢。肛查时发现宫颈变厚且硬。处理时可于宫颈两侧各注射 1% 普鲁卡因 10ml,嘱产妇勿在宫颈开全前屏气,短期观察 2～3 小时,若宫颈扩张仍停滞则可能有头盆不称或宫颈坚韧,宜尽快行剖宫产术。如宫颈已近开全,先露已达 +2 以下时,只有宫颈前唇水肿,可在消毒后用手轻轻将水肿的前唇在宫缩时向胎头上方推移,使宫颈前唇越过胎头,常可使胎儿顺利分娩。推宫颈前唇时决不可用暴力,否则易造成宫颈裂伤出血。

4.宫颈癌　妊娠合并子宫颈癌时,因宫颈硬而脆,影响宫颈扩张,如经阴道分娩可能发生大出血、裂伤、感染及癌扩散,故必须行剖宫产术,于术后予以抗生素预防感染,术后 2～4 周再进行放、化疗。对妊娠期合并的宫颈早期浸润癌,可于剖宫产后 6～8 周行广泛性子宫切除及盆腔淋巴结清扫术。术中解剖层次反较未孕者清晰,手术并不困难,出血也不多。孕 20 周以后者先取出胎儿,再行宫颈癌根治术。

【子宫异常】

1.子宫肿瘤　常见的有子宫肌瘤,其对分娩的影响主要与其大小、生长部位及类型有关。随妊娠月份增大,肌瘤也增大,肌壁间的肌瘤在临产后可使子宫收缩乏力,产程延长。生长在子宫下段及子宫颈壁层内肌瘤或嵌顿于盆腔内的浆膜下肌瘤皆可能阻碍分娩。另外胎位异常(横位、臀先露)也常见。肌瘤在孕期及产褥期可发生红色退行性变,局部出现疼痛和压痛,并伴低热,白细胞中度升高。黏膜下肌瘤可妨碍受精卵着床,引起流产或影响胎盘功能,即使妊娠至足月,亦常因肌瘤脱垂于阴道而继发感染。位于子宫后壁且位置较低者影响更大。在处理时根据胎头与肌瘤的位置关系做出判断,如果肌瘤在骨盆入口以上而胎头已入盆,一般不发生分娩梗阻。如肌瘤位于先露部以下,且先露部未入盆,则阴道分娩有困难,应行剖宫产术。曾做过肌瘤剔除术后的子宫,有可能在分娩时发生瘢痕破裂,故应做剖宫产术,并应警惕瘢痕妨碍子宫收缩引起产后出血。

2.子宫畸形　子宫畸形合并妊娠者并不少见,常见的子宫畸形类型有:

(1)双子宫畸形:双子宫之一侧妊娠时,另一侧未孕之子宫亦稍增大,但一般不致造成难产,但如未孕子宫确已阻塞产道时,则需行剖宫产。双子宫同时妊娠而发生双胎导致难产者极罕见。此外,由于子宫形状狭长,易发生臀先露。分娩时可因子宫发育不良而出现宫缩乏力,产程延长。

(2)双角子宫、子宫纵隔畸形:妊娠发生在双角子宫或纵隔子宫者较多见。在临床上很难区别这两种畸形,即使在非孕时做子宫碘油造影也有可能误诊。检查时双角子宫的宫底呈马鞍形,两角较凸起;而子宫纵隔宫底部外形正常。两者均可因宫腔形状异常而导致产式及胎位异常,以及因子宫发育不良,而发生原发性子宫收缩乏力。临产后如能采取措施加强产力,多可经阴道分娩。若有产式或胎位不正,应根据产妇年龄、产次、骨盆情况及胎儿大小等决定分娩方式。凡产前疑为双角子宫者产后应做宫腔探查以明确诊断。附着于子宫纵隔处的胎盘部分常不易自然剥离,需行人工剥离,且易残留宫内引起产后出血。

(3)发育不全的残角子宫妊娠:此类患者往往在早、中孕时发生子宫破裂,需与输卵管间质部妊娠相鉴别。人工流产时如在宫腔内未见有孕产物而子宫继续增大时,应考虑本病并行剖腹探查。足月或近足月的残角子宫妊娠极少见。剖腹探查时应将发育不良的子宫切除。

3.子宫变位

(1)妊娠子宫过度前屈:腹壁松弛、驼背、身高不足及骨盆倾斜度过大等可使子宫过度前倾,称为悬垂腹。由于轴向异常,可妨碍胎头衔接,使分娩发生困难。在妊娠期可用腹带包裹腹部纠正轴向,临产后用脚架将腿部抬高或产妇置于半卧位,纠正轴向,有利于胎先露通过骨盆。

(2)妊娠子宫后屈后屈子宫达孕3个月后多能自动纠正位置,持续后屈的子宫有可能引起流产。在极个别情况下,后屈嵌顿或宫底与盆底粘连的子宫可继续妊娠,此时,宫颈外口在耻骨联合以上,子宫前后壁为适应胎儿生长而向腹腔伸长(袋形化),且常伴发尿潴留性尿失禁。此种妊娠被忽略而达到足月时,临产后,子宫收缩力的轴向虽能作用于胎儿,但不能使先露部进入宫颈,如不及时诊断并行剖宫产,势必发生子宫破裂。对有排尿困难史,临产后做阴道检查发现宫颈上移至胎先露之前上方者,可诊断为子宫后屈嵌顿,立即行剖宫产,同时行子宫复位术,并将圆韧带及宫底韧带缩短。

(3)子宫脱垂:子宫Ⅱ度或Ⅲ度脱垂,尤其伴宫颈延长者,在妊娠后宫颈充血、水肿加重,并可因摩擦导致溃疡和继发感染。妊娠3个月后,由于子宫体积增大,子宫上升进入腹腔,子宫脱垂的程度可减轻,妊娠期罕见有子宫完全脱垂者,至足月妊娠时则子宫不可能全部脱于阴道外,亦不致引起难产,如宫颈过度肥大、水肿,以致临产后宫颈扩张停滞时则需行剖宫产。

【卵巢肿瘤】

妊娠伴发卵巢肿瘤多数为良性肿瘤,恶性肿瘤仅占 2%,良性肿瘤又以囊性畸胎瘤及黏液性囊腺瘤多见,各占 1/4。最常见的并发症是蒂扭转,扭转后又可因肿瘤坏死而发生破裂。肿瘤可以是囊性或实质性,无论是哪一种,凡位于盆腔内的较大肿瘤,皆可能使分娩发生梗阻,甚至导致子宫或囊肿破裂。怀疑有卵巢肿瘤存在时,应做阴道及超声波检查才能确诊。一旦明确诊断应选择在妊娠 4 个月或产后行肿瘤切除术。而若临产后发生的难产是由于卵巢肿瘤所致,应立即行剖宫产同时行肿瘤切除。

【盆、腹腔其他器官病变】

由于盆、腹腔其他器官病变所造成的难产甚为罕见,术前诊断亦较困难,但一旦发现,必须行剖宫产。肾、脾等实质性器官可以游走盆腔内,影响分娩。其他如骶骨肿瘤、腹膜后肿瘤、盆腔包虫囊肿、直肠癌、膀胱巨大结石均可导致难产。疑为异位肾时可做静脉肾盂造影,B 型超声波检查以协助诊断。如有尿频、尿急、尿痛等症状,尿常规检查有细胞,双合诊时则应想到膀胱内巨大结石可能,可用金属导尿管插入膀胱试探,如有撞击石头的感觉,即可证实。在膀胱充盈时做 B 型超声波检查,对结石的诊断有很大帮助。如有便血、腹泻史,肛诊发现直肠内有硬块,应行钡灌肠、直肠镜检并做活体组织学检查以决定是否是直肠癌或其他病变。如因盆腔包块阻碍分娩而行剖宫产时,应仔细辨明包块的性质,决不可将异位肾切除。对其他病变应根据块物的性质而决定是否行剖宫产,术时将其切除或术后再进一步处理。一般良性肿瘤应于剖宫产时一并切除,恶性者应按恶性肿瘤尽量切除全部肿瘤、子宫和双侧附件。如当时不能切除或虽然切除但不彻底,可待以后再择机进行处理。

第三节　胎位异常

胎儿性难产可归纳分为胎位异常、胎先露异常和胎儿发育异常性难产。胎儿异常在难产中占有相当重要的位置,可从两方面影响分娩:一是胎位异常,包括横位、臀先露及头先露胎头位置异常,其中头先露胎头位置异常包括持续性枕横位及枕后位、胎头高直位、枕横位中的前不均倾位、面位、额位等;二是胎儿发育异常,包括胎儿巨大及畸形,后者有包括联体双胎、无脑儿、脑积水、胎儿肝、肾肿瘤,胎儿腹水、多囊肾等。本节主要对胎位异常进行阐述。

分娩时正常胎位占 90％，而异常胎位约占 10％。头先露胎头位置异常发生率为 6％～7％、臀先露约 3％，近来，由于臀先露外倒转术已少做，因之臀先露发生率有上升趋势，横位及复合先露少见。

头先露时胎头不以枕前位俯屈通过产道而分娩者称为胎头位置异常。若胎头衔接异常，则为胎头高直位；若内旋转受阻，则发生持续性枕横位或枕后位；若胎头姿势异常如胎头仰伸，则成前顶先露、额先露或面先露；若胎头侧屈，则为不均倾位。以上胎头位置异常均可能使胎头下降受阻，宫颈扩张延缓或停滞，产程延长，母儿损伤、产后出血及感染的危险均显著增加。胎头位置异常还是导致发生胎膜早破、潜伏期延长、活跃期异常及第二产程延长的重要原因之一。

胎头位置异常，部分是由于母体骨盆形态异常之故，而胎头位置异常本身又进一步增大了胎头通过骨盆的径线，以致成为头位难产的首要因素。胎头位置异常不容易做到早期诊断，它是在分娩过程中逐步形成，由正常发展到异常情况。分娩过程应仔细监护，若发现有任何异常应做阴道检查及超声显像以确定胎头位置，给予恰当的处理，避免形成头位难产。

一、持续性枕后位

【定义】

传统的定义指胎头以枕后位衔接于骨盆入口，经过充分试产，至中骨盆及盆底仍不能自然旋转至枕前位，而持续于枕后位状态，致使分娩发生困难者，称持续性枕后位。

有医院曾对 295 例持续性枕后位的资料分析，有 211 例行剖宫产术，其中先露未完全衔接产程即受阻，不得不行剖宫产 150 例，占71.09％；另外对 258 例持续性枕后位进行临床分析，发现其中剖宫产 183 例，有 127 例于手术时胎头虽然未衔接，而胎头顶端却突现于阴道口，拨露部分系胎头严重变形而形成的产瘤，以致造成胎头位置较低的假象。据此认为，胎头无论在骨盆的哪一个平面，具有持续于枕后位而致难产的可能性。因此，凡是正式临产后，经过充分试产（积极处理后产程仍无进展），当终止妊娠时，不论胎头在骨盆的入口、中骨盆或骨盆底，只要其枕部仍持续位于母体骨盆后部，即称为持续性枕后位。应当指出，持续性枕后位经徒手旋转为枕前位或枕直前位后自然娩出者，仍应诊断为持续性枕后位。

【发生率】

持续性枕后位是常见的胎头位置异常，发生率一般为 4％～5％，但也有报道差别较大,为 0.8%～27.1%,主要原因在于诊断枕后位时间早、晚不同和对持续性枕后位定义的认识不同。若按胎头衔接并下降至中骨盆及盆底仍持续为枕后位,则其发生率必然较低。另外,某医院用超声显像观察 221 例孕产妇的胎方位,发现临产后枕后位占 33.03%,其中 53.13% 在产程中可自然转至枕前位分娩,29.69% 仍持续为枕后位,故持续性枕后位的发生率为 9.6%。

【病因】

持续性枕后位的发生原因尚不十分清楚,一般认为可能与下列因素有关。

1.骨盆形态异常　男型骨盆及猿型骨盆的入口平面前半部狭窄,后半部较宽,更适合于胎头以枕部衔接;漏斗型骨盆的中骨盆面及出口面横径狭窄,妨碍枕后位胎头向前旋转,而持续性枕后位。Diesopo 认为,90% 的持续性枕后位是由于骨盆形态异常引起,是胎头适应骨盆前半部窄小、后半部宽大、前后径长的表现。

2.骨盆狭窄　均小骨盆狭窄,枕后位胎头在中骨盆难以进行大于 90° 的内旋转,常易停滞于枕后位。

3.头盆不称　胎头与骨盆大小不相称时,妨碍胎头内旋转,使持续性枕后位的发生率增加。

4.胎头俯屈不良　胎头以枕后位入盆时,胎儿脊柱与母体脊柱靠近,不利于胎头与胎背形成一弧形曲线,妨碍胎头俯屈以适应骨产道的自然弯曲度。由于胎头俯屈不良,甚至略为仰伸,以致胎头以枕额径(11.3cm)通过产道,较枕前位时以枕下前囟径(9.5cm)通过产道的径线大 1.8cm 或更多,这不利于胎头内旋转及下降,而持续于枕后位状态造成难产。

5.宫缩乏力　子宫收缩乏力不易推动胎头内旋转,可致产程受阻,其中原发性宫缩乏力者仅占 12.2%,而继发性占 31%。因此,子宫收缩乏力也往往是持续性枕后位的重要原因,如宫缩乏力得以纠正,可能使枕后位旋转成枕前位娩出。

6.子宫内外环境的影响　胎盘附于子宫前壁,前壁的子宫肌瘤及充盈的膀胱等,均可阻碍胎头向前旋转。

【分娩机制】

胎头以枕后位入盆时,可以有以下几种分娩机制:

1.当骨盆、胎儿及宫缩均正常时,大多数枕后位胎头的枕部可以自然向前旋转 135°,成为枕前位自然娩出。因此,胎头以枕后位入盆者,一般不视为异常。

2.少数以枕后位入盆的胎头在骨盆腔内不能进行正常的内旋转,而出现以下情况:

(1)枕后位(枕左后位或枕右后位)胎头向后旋转 45°,使胎头矢状缝与骨盆前后径方向相一致,然后下降至盆底称为低直后位或枕直后位。此时若胎头俯屈良好,则枕骨在骶岬前方,大囟先露与耻骨联合下方,以大囟为支点,胎头继续俯屈,使顶部、枕部相继自会阴前缘娩出,继而胎头仰伸,额、鼻、口、颏相继自耻骨联合下方娩出。胎儿躯干娩出后,胎儿肢体娩出与一般正常分娩过程相同。此种分娩机制见于骨盆正常,胎儿较小、产力强者,是枕后位经阴道自然分娩的方式。但是,若枕后位胎头虽内旋转为枕直后位,而胎头俯屈不良,呈半仰伸状态,则胎儿的额部先露于耻骨联合下方,逐渐娩出鼻根部,以鼻根部为支点,胎头俯屈,娩出大囟、头顶及枕部,胎头再仰伸,继续娩出鼻、口、颏、胎头全部娩出。这种分娩机制较前者困难,需用产钳或胎头吸引器助产。

(2)枕后位胎头向前旋转45°并下降至骨盆底,形成胎头低横位,呈持续性枕横位。

(3)胎头在骨盆腔内不进行内旋转,而持续于枕右后位或枕左后位,若胎头停留在+2或+2以上不再下降,则阴道分娩困难,需行剖宫产结束分娩;若胎头下降至盆底,可徒手旋转胎头至枕前位后再行产钳助产;若胎头旋转不动,估计阴道助产有困难,亦应行剖宫产。

【对母儿的影响】

持续性枕后位如不及时处理,对母亲尤其对胎儿危害大,滞产的发生率为49.15%,产后出血率为14.14%,胎儿窘迫率为37.37%,新生儿窒息为24.24%,新生儿死亡率为5.9‰。

【临床表现与诊断】

1.临产后不久,产妇感觉腰骶部胀痛,随产程进展,宫缩加强而明显。

2.由于胎头枕骨位于骨盆后方,直接压迫直肠,产妇过早出现排便感及肛门坠胀,甚至在宫颈扩张3~5cm时,产妇不自主地向下屏气。

3.由于产妇过早屏气,腹压增加,常出现宫颈水肿,尤以宫颈前唇水肿多见。

4.产程图异常。

(1)枕后位胎头俯屈不良,衔接缓慢甚至不能衔接,先露部不能紧贴子宫颈,故常伴有继发性宫缩乏力,活跃期宫颈扩张延迟或停滞。

(2)宫颈开全后胎头下降延缓或停滞,致第二产程延长。

5.腹部检查:在母体前腹壁的大部分(2/3)可叩及胎肢,胎背偏向母体侧方或后方,胎心音在母体腹侧偏外侧或胎儿肢体侧最响亮。有时,可在胎儿肢体侧耻骨联合上方摸到胎儿颏及面部。

6.肛查及腹部联合叩诊:当宫颈口扩张至3~5cm时,可采取肛查及腹部联合叩诊。肛查时常有直肠后部较空虚感,手指将胎头往上顶,有利于另一只手在腹部上触摸胎儿颏部。若肛查触及胎头矢状径在骨盆右斜径上,颏在耻骨联合左上方,为枕右后位;若矢状缝在骨盆左斜径上,颏在耻骨联合右上方,则为枕左后位。故肛查及腹部联合叩诊有利于早期发现枕后位。

7.阴道检查:是确诊枕后位的重要方法。一般在宫颈扩张 3～4cm 时,阴道检查即能确定胎方位。将两手指伸入宫颈口内检查,当胎头水肿不明显时,矢状缝及囟门的位置不难确定。若矢状缝在骨盆的左斜径上,大囟门在骨盆的右前方,小囟门在骨盆左后方则为枕左后位;若矢状缝在骨盆的右斜径上,大囟门在骨盆的左前方,小囟门在骨盆的右后方则为枕右后位。宫颈完全或近完全扩张时,若叩及胎儿耳廓朝向后方可作为诊断枕后位的标记。此外,必须叩清双顶径是否已经衔接,切不可被水肿的胎头所迷惑。

【处理】

临产后,胎头以枕后位入盆时,除了少数在产程中持续于枕后位状态而致分娩困难以外,多可在产力推动下胎头内旋转为枕前位而经阴道顺产。因此,若产前检查无头盆不称或临界,枕后位均应给予阴道试产的机会,但产程中应进行严密的观察。

1.第一产程

(1)潜伏期:有研究发现,胎头以枕后位入盆可能与孕产妇卧式有关。由于胎儿重心在背部,当孕产妇仰卧或侧卧时,胎儿背部在重力作用下移向孕产妇的侧后方,胎头随之而成枕后位。因此,根据胎儿重心及重力作用原理,应让孕产妇取同侧俯卧位以纠正枕后位。如胎头为枕左后位,则孕妇取左侧俯卧位;如胎头为枕右后位,则孕产妇取右侧俯卧位。据此方法,可使胎头随胎儿重心的改变而向前移,逐步成为枕前位。有学者选择先兆临产至潜伏期 B 超检查为枕后位入盆的初产妇 240 例进行产妇改变体位矫正胎位的研究,研究组 120 例中有 106 例(88.3％)经阴道分娩,对照组 120 例未采取体位矫正者仅有 20 例(16.7％)经阴道分娩。

潜伏期应耐心等待,积极治疗,保证产妇充分的营养和休息。若精神紧张、睡眠不好或宫缩欠佳者,可予以哌替啶或地西泮肌注,消除产妇疲劳,可使宫缩逐渐转频。进食少者应补液。

(2)活跃期:应严密观察产程进展,积极处理。

如宫口扩张至 3～4cm 时宫颈扩张延缓或停滞,可人工破膜;如宫缩欠佳,无头盆不称,可及早使用缩宫素。

经人工破膜及静脉滴注缩宫素以后,若宫颈扩张率每小时达 1cm 以上,则有阴道分娩的可能;若观察1～2小时,宫颈扩张率每小时仍低于1cm或无进展,应当剖宫产结束分娩。

另外,宫口尚未开全,产妇即可因胎头压迫直肠产生排便感,应劝告产妇不可过早屏气用力,以免引起宫颈前唇水肿,影响产程进展。

2.第二产程　宫口开全后,胎先露仍停留在+2或+2以上不再下降,若骨盆无漏斗型狭窄,胎儿中等大小,试徒手转胎位至枕前位,如徒手转胎位成功,胎头继续下降,可在双侧阴部神经阻滞麻醉后,待其自然分娩或阴道助产。若骨盆有漏斗型狭窄,胎儿较大,胎头较高或徒手转胎位失败,需立即行剖宫产术。

凡是经过较长时间试产,并经各种处理后,产程曲线表现为宫颈扩张延缓或停滞,应考虑剖宫产。阴道助产只用于胎头达+3或更低者。不宜使用中位产钳助产。

枕后位胎头达+3或+3以下,可出现两种情况。第一种情况是胎头呈低直后位、可以产钳助产。上产钳的方法同枕前位,但牵拉时应尽量将产钳柄适度的向上向外提,协助胎头俯屈,避免胎头俯屈不良造成软产道的严重损伤。必须指出,低直后位不宜以胎头吸引器助产,因低直后位胎头常略带仰伸,呈前囟先露,胎头吸引器助产使负压直接作用于前囟,可损伤颅内组织,造成新生儿颅内出血。第二种情况是胎头持续于枕后位,若胎头先露部达+2或+3,目前均主张徒手旋转胎头至枕直前位。术时先将胎头略往上推,但上推的高度应不高于0位,待胎头转正后,术者的手暂不放松,等一两阵宫缩后,胎头下降至+3或+3以下再上产钳。钳柄方向应先持平,微微向上,然后再向上提。产钳柄、产钳叶方向向后向下,使胎头滑过耻联下降。在这种情况下可用产钳旋转胎头由后位至前位。Kielland产钳是最好的。如枕后位胎头已达盆底,又非前囟先露,先徒手旋转,失败后可用胎头吸引器助产。将胎头吸引器置于胎儿枕部,不要放在囟门上,边旋转边牵引,娩出儿头效果较好。不论用何方法均必须先准确查清胎方位。然后枕右后位应做顺时针方向旋转;枕左后位应做反时针方向旋转。另有一点应引起注意。产程延长后由于产道的挤压,颅骨重叠,胎头水肿形成。当胎头已达+3+3以下,胎头双顶径尚在坐骨棘水平面以上,胎头最大径线尚未通过最窄的中骨盆平面。若施行产钳术时必须清楚此点。阴道检查要仔细,明确胎头是否降至+3以下。

3.第三产程　处理及产后注意事项:第三产程产妇疲劳,应预防产后出血,积极应用宫缩剂,会阴切口较大深者,积极预防感染,对准缝合。

二、持续性枕横位

大约50％的胎儿在妊娠晚期或临产前以枕横位入盆,因此,枕横位是头先露的正常衔接方位。胎头以枕横位入盆后,多数能自然旋转至枕前位而经阴道自然分娩。若胎头不能自然旋转至枕前位或胎头以枕后位入盆后向前旋转至枕横位时停顿,均可能形成持续性枕横位。

【定义】

胎头以枕横位衔接,至中骨盆或盆底,尚未自然转至枕前位者,称为持续性枕横位,又称胎头低横位。

有学者认为,持续性枕横位与持续性枕后位一样,无论胎头在骨盆的哪一个平面,均可能持续于枕横位状态。因此认为凡正式临产后,经过充分试产,至分娩结束时,无论胎头在骨盆哪一个平面,只要胎头仍持续于枕横位,均应称为持续性枕横位。胎头低横位仅是发生在较低部位(中骨盆及中骨盆一下)的持续性枕横位。

【发生率】

持续性枕横位在胎头位置异常中发生率最高,据1987年全国难产协作组报道,占头位难产的24.95％,虽然持续性枕横位是最轻微的胎头位置异常,但手术产率仍高达90％以上,故应引起高度重视。

【病因】

1.骨盆形态异常 常见于扁平型及男型骨盆,共占42.23％,其中扁平型骨盆占23.88％。由于扁平型骨盆前后径小,男型骨盆入口面前半部狭窄,使入口面可利用的前后径较短,故胎头多以枕横位入盆,男型骨盆的中骨盆横径短小,胎头下降过程中难以转至枕前位,而持续于枕横位。

2.头盆不称 因骨盆狭窄,头盆大小不称,以枕横位入盆的胎头向前旋转受阻。

3.胎头俯屈不良 此时胎头通过产道的径线相应增大,妨碍胎头内旋转及下降。

4.宫缩乏力 多因继发性宫缩乏力影响胎头内旋转及下降。

【分娩机制】

多数枕横位在产力推动下,胎头枕部可向前旋转90°称为枕前位最后自然分娩。如不能转为枕前位,可以有以下几种分娩机制。

1.部分枕横位于下降过程中胎头无内旋转动作,从临产到分娩结束,均为枕横位,称为持续性枕横位。

2.如果胎头以枕后位衔接,下降过程中不能完成大于90°的内旋转,而是旋转至枕横位时即停顿下来,称为持续性枕横位,这是枕后位发展的结果。

【对母儿的影响】

持续性枕横位的难产倾向大,手术产率高。某医院73例持续性枕横位经阴道分娩的新生儿中,有颅内出血3例,其中死亡1例,这可能与重视程度不够,处理不及时和阴道助产手术不当有关。

【诊断】

宫口近开全或开全后,胎头位于中骨盆及盆底时,出现产程异常,胎头下降停滞,阴道检查示胎头矢状缝在骨盆横径上,大小囟均能叩及,即可诊断持续性枕横位。其临床特点:

1.腹部检查　叩及胎儿肢体及胎背在腹前壁两侧各占一半,胎心音在下腹部偏外侧最响亮。耻骨联合上方触及的胎头比枕前位及枕后位宽。因枕横位时叩及的胎头两侧为枕额径的两端,平均11.3cm,为头先露胎头不俯屈或不仰伸时的最宽纵径。耻骨联合上叩及的两侧颅顶不等高,胎头枕骨所在的一侧高于额骨所在的一侧。若为枕左横位,于下腹部的左侧,耻骨联合左上方叩及枕部(形圆质硬),枕部如在耻骨联合上3指高,则右侧的额部可能仅有1指高;如为枕右横位,方向则相反。随访胎头是否下降,应以枕骨侧为标准,枕左横位时总在耻骨联合左上方触摸枕部高低,下次检查切不可更换到耻骨联合右上方触摸,所摸到的是额部,只在耻骨联合上1横指,而误认为胎头已经下降2横指。

2.肛查　胎头矢状缝在骨盆横径上。

3.阴道检查　胎头矢状缝在骨盆横径上,通常大小囟门均能叩及,小囟门在母体左侧称枕左横位,小囟门在母体右侧称为枕右横位。

【处理】

凡以枕横位入盆者,除明显头盆不称外,均应试产。若试产过程中出现产程异常,当宫颈扩张3～5cm时,可做阴道检查,将拇指、示指及中指深入宫颈内拨动胎头,配合宫缩向前旋转为枕前位,旋转成功后产妇取侧卧体位,使胎方位保持为枕前位;当宫颈口扩张开全或近开全时,将手伸入阴道内将拇指与其余四指自然分开握住胎头向前旋转为枕前位,枕横位纠正后胎头一半均能很快下降,经阴道自然分娩或用产钳助产或胎头吸引器助产。若徒手旋转胎方位失败,胎头位置较高,尚在+2以上,则应行剖宫产术。

三、胎头高直位

【定义】

当胎头矢状缝位于骨盆入口面前后径上时,称为胎头高直位,是一种特殊的胎头位置异常。

胎头高直位又分为两种,一种是胎头的枕骨在母体骨盆耻骨联合后方,称高直前位,又称枕耻位;另一种是胎头枕骨位于母体骨盆骶岬前,称高直后位,又称枕骶位。胎头高直位是一种很不利的胎位,若不及时诊断和处理,对母儿危害均较大。尤其高直后位,几乎均需剖宫产结束分娩,故属于严重的异常胎位,应予以特别重视。高直前位 50%～70% 可经阴道分娩。

【发病率】

某医院自 1975 年 1 月至 1978 年 6 月底,分娩总数为 4158 例,胎头高直位共 45 例,占分娩总数的 1.08%,国外文献报道的发病率为 0.06%～1.60%。发病率差异所以如此之大,关键在于诊断是否准确。高直后位往往需要以剖宫产结束分娩,而高直前位则有 50%～70% 已由阴道分娩,故易漏诊。国外报道高直前位与高直后位的比例为 5:3,而本组 45 例中仅 8 例为高直前位,可能也有漏诊。同期三年半中共施行剖宫产 532 例,其中因高直位行剖宫产者占总数的 7.9%,占因头位难产而施行剖宫产术 378 例中的 11.1%。

【病因】

胎头高直位的病因尚不明确,可能与以下因素有关:

1.头盆不称　有医院 45 例高直位中头盆不称者 11 例,头盆临界不称者 27 例,两者相加占总数的 84.4%,头盆关系正常者仅占 7 例,占总数的 15.6%。

2.骨盆形态及大小异常　如骨盆入口面狭窄或变形,漏斗型骨盆狭窄,尤其男型及猿型骨盆入口面的形态易使胎头以高直位衔接。

3.胎头异常　胎头太大、太小或胎头形态呈长形。

4.胎膜早破　系胎头高直位的原因还是结果,尚有争议。有学者认为,在妊娠末期或临产初期,胎头未固定之前,胎位可能发生变动,当胎头由母体一侧转向另一侧时,胎膜突然破裂,羊水迅速外流,胎头迅速落于骨盆入口上,形成胎头高直位。根据临床观察胎头高直位尤其是高直后位,常常伴随发生胎膜早破。某医院发现 487 例胎膜早破中伴有胎头高直后位 12 例,而 500 例无胎膜早破者仅发生 1 例高直位。某医院 52 例高直后位中有 24 例伴有胎膜早破,占 46.25%。

5.悬垂腹　腹部松弛,两侧腹直肌分离,使胎背处于前位,有可能发生高直位。

【分娩机制】

高直前位临产后,胎头极度俯屈,以枕骨下部支撑在耻骨联合处,额、顶、颏转向骶岬。由于胎头极度俯屈,首先是大囟滑过骶岬,然后是额部沿骶岬向下滑动,一旦胎头极度俯屈的姿势得以纠正,胎头不需内旋转,可按一般枕前位机转通过产道分娩,但因胎头的入盆与下降遇到困难,整个产程较长。若俯屈得不到纠正,胎头无法入盆,就需以剖宫产结束分娩。

高直后位最突出表现是胎头高浮,迟迟不能入盆。这主要是由于胎头枕部与胎背所形成的弧形正对着母体向前突出的脊椎腰骶部,前凸的腰骶部妨碍胎头下降,较长的胎头矢状径又位于较短的骨盆入口前后位上,致使胎头高浮而无法衔接入盆。若胎背能向一侧旋转45°称为枕左后或枕右后位,胎头即有可能下降,在临床实际丁作中,高直后位能够入盆并经阴道分娩是极少见的。

【临床表现及诊断】

1.胎头不衔接和不下降 胎头高直位主要表现为胎头的衔接和下降均有困难,其中高直后位的困难更大。37例高直后位中只有7例胎头衔接,而且这7例胎头均停滞在"0"位不能继续下降,最后均以剖宫产结束分娩,其余30例也因胎头始终未衔接而行剖宫产术。8例高直前位中有3例经阴道分娩,其余5例因胎头不衔接而行剖宫产。

2.宫颈扩张延缓或停滞 因胎头下降受阻影响宫颈扩张。45例胎头高直位中,宫颈扩张≤6cm共32例,占71.1%,其中宫颈扩张停滞在3～4cm最多见,共22例,占48.9%。

3.产程延长 胎头高直位中绝大多数需以剖宫产结束分娩。若对胎头高直位认识不足,延误诊断,常可致产程延长。45例胎头高直位中,总产程19～24小时者10例,占22.2%,超过24小时者7例,占15.6%。

4.腹部检查 高直前位时胎头是正直前位,胎头横径较短,检查者感觉胎头偏小与胎体不称比例。孕妇腹部完全被胎背所占据,触不到胎儿肢体。胎心音在下腹中线或稍偏左处最清楚。

高直后位时在下腹正中耻骨联合上方可触及胎儿颏部,枕骨与下颌骨在一水平面上,孕妇腹部完全被胎儿肢体所占据,这是诊断高直后位很重要的体征。胎心音在下腹中线附近稍偏右最清楚,因胎心音由胎儿前胸传至腹壁,故较枕前位时由胎儿背部传导而来的胎心音更响亮。由于胎心音响亮,故在下腹左右两侧均可听见。即使在同一孕妇,不同检查者所标明的胎心音位置也可能不相同,这种胎心音位置忽左忽右的现象有助于诊断高直后位。

5.阴道检查 高直位时胎头矢状缝与骨盆入口平面的前后径方向一致,有时可略偏左或右,但左右不超过 15°。高直前位时小囟靠近耻骨联合,大囟靠近骶骨。相反,高直后位时小囟靠近骶骨,而大囟靠近耻骨联合。胎先露均高悬于"0"位以上。

由于胎头紧紧嵌顿于骨盆入口处,产程停滞,胎头压迫宫颈的时间过长,妨碍宫颈的血液循环,由阴道检查常可发现宫颈水肿及胎头水肿,胎头水肿的大小与宫颈扩张大小相符合,一般直径 3~5cm。高直前位时,因胎头极度俯屈,胎头水肿一般在枕骨正中;高直后位时,因胎头有不同程度的仰伸,故胎头水肿在两顶骨之间。

胎头高直位容易漏诊。在临产早期腹部检查时如遇有可疑体征,而产程进展较慢,应及时做阴道检查明确诊断。早期诊断非常重要,可减少母婴的并发症。

【处理】

高直前位时,胎儿枕部若能向一侧转 45°至枕左前位或枕右前位,即有可能正常分娩。一般可采用加强宫缩,使其自然转位,但必须是骨盆正常,头盆相称,经检查后,严密观察 1~2 小时的产程进展,如失败应手术产。

高直后位时,胎头若向一侧转 45°至枕左后位或枕右后位,则可按枕后位的分娩机制进行。总的说来有两种方法可以使胎头转位:①加强宫缩促使胎头转位;②徒手旋转胎方位。但是高直后位即使在严密观察下静滴缩宫素,并予以足够的时间试产,转位成功的机会很少。徒手旋转胎方位,则必须宫颈开全或近开全才有可能进行,但高直后位时宫颈很少能开全,即使宫颈开全,转位的成功率也不高。因此,一旦诊断明确,应立即行剖宫产术,以避免对母儿造成危害。

为预防胎头高直位的发生,在妊娠晚期或临产早期,令孕产妇取侧卧式。

四、前不均倾位

【定义】

枕横位中胎头以前部均倾势入盆者称为前不均倾位。

胎头以枕横位入盆时,可以有三种倾位,一种为均倾位,即胎头双顶同时进入骨盆入口,胎头矢状缝在骨盆入口平面中轴线的横径上;若胎头侧屈,后顶骨先入盆,并滑入骶岬下,则为后不均倾位;若胎头前顶骨先入盆,则为前不均倾位。前两种胎头入盆倾势是正常的。但胎头为前不均倾位时,前顶骨先入盆,落于耻骨联合后方,致使后顶骨搁于骶岬上而不能入盆,随着产程进展,宫缩加强,胎头侧屈加重,而胎头始终不入盆,最终以剖宫产结束分娩。这很明显,在枕横位时后不均倾是较前不均倾位更有利的分娩机制。但在世界范围内对这个问题还有争论。

Banson 较早时提出后不均倾是较前不均倾更有利的分娩机制。但 Sokoll 最近提出"胎头不均倾可以克服轻度的骨盆入口狭窄。前不均倾时，矢状缝靠近骶骨，它的预后较后不均倾有利"。

【发病率】

前不均倾位的发病率在胎头位置异常中占第 4 位。某医院自 1975 年至 1982 年 8 年中分娩总数为 11134 例，其中前不均倾位 64 例，发病率为 0.57%，1975—1976 年共分娩 2536 例，其中前不均倾位 10 例，发病率 0.39%，而 1982 年的分娩总数为 2049 例，其中前不均倾位 16 例，发病率为 0.78%。有学者报道 1984 年的前不均倾位发病率为 0.81%。发病率的上升可能与对此类胎位的认识提高有关。

【病因】

1.头盆不称　64 例前不均倾位中，头盆相称者 23 例，占 35.9%，临界头盆不称 26 例，占 40.6%，轻度头盆不称 15 例，占 23.4%，后两者共 41 例，占 64%。

2.骨盆倾斜度过大　胎头可利用的骨盆入口面较小，胎头不易入盆，后顶骨搁于骶岬上方，前顶骨先进入骨盆入口。

3.悬垂腹　孕妇腹壁松弛，子宫前倾，使胎头前顶骨先入盆。

4.扁平骨盆　骨盆入口前后径小，胎头双顶不能入盆，为适应骨盆形态，胎头侧屈，前顶首先入盆。64 例前不均倾位中，2 例为扁平骨盆狭窄，骶耻外径分别为 17cm 及 17.5cm。

综上所述，当骨盆倾斜度过大，悬垂腹或腹壁松弛时，胎儿身体向前倾斜，可使胎头前顶先入盆，若同时有头盆不称，则更有可能出现前不均倾势这种异常胎位。

【临床表现及诊断】

1.胎膜早破　64 例前不均倾位中有 23 例胎膜早破（35.9%），超过一般胎膜早破的发生率。

2.胎头不衔接　64 例前不均倾位中有 46 例胎头始终未衔接，13 例胎头勉强衔接达"0"位，3 例"达＋1"即不再下降，此 16 例很可能是检查者误认为胎头前顶骨已下降至中骨盆，而未料到胎头后顶骨尚在骶岬之上。

3.活跃期早期宫颈扩张停滞　64 例前不均倾位中宫颈扩张停滞在 3~4cm 者共 30 例，占 46.8%，停滞在 5~6cm 者 14 例，占 21.9%，故绝大多数（68.7%）宫颈扩张停滞在 3~6cm 之间。

4.尿潴留　产程延长，子宫收缩乏力，引起神经反射性尿潴留，此外胎头前顶骨紧紧嵌顿于耻骨联合后方压迫尿道，故前不均倾位患者可于临产早期出现尿潴

留。64 例前不均倾位中,在宫颈扩张≤5cm 时即出现尿潴留者共 21 例,占
32.8%。

5.宫颈水肿　　前不均倾位时胎头前顶骨紧紧嵌顿于耻骨联合后方压迫宫颈,
使血液和淋巴液回流受阻,导致宫颈受压迫以下的软组织水肿。64 例中有 28 例
发生宫颈水肿,另外,尚有阴道前壁水肿 1 例,外阴水肿 1 例,阴蒂水肿 1 例。

6.胎头水肿　　由于产程停滞,胎头受压过久,可出现胎头水肿,水肿的范围常
与宫颈扩张大小相符,一般直径为 3~5cm,故称之为胎头"小水肿"。枕左横位前
不均倾位时,胎头水肿应在右顶骨,枕右横前不均倾位时,胎头水肿应在左顶骨。
剖宫产取出胎儿后,因检查胎头水肿部位,这是核实前不均倾位的可靠方法。

7.腹部检查　　胎背与胎体的关系与胎心音的位置基本与一般枕横位相同。所
不同的是绝大多数前不均倾位的胎头无法入盆。在临产早期,可在耻骨联合上方
叩到一圆而硬的隆起,此即嵌顿于耻骨联合后方的胎头前顶部,以后逐渐摸不到此
顶骨,系因产程进展,胎头侧屈不断加重,埋于胎肩后而无法由腹部触及,此时胎头
与胎肩折叠于骨盆入口处,胎肩可达耻骨联合上缘,表现为胎头已经入盆的假象。
有时因胎头折叠于胎肩后而胎肩高高地耸起,高出于耻骨平面,在剖宫产术中一旦
切开子宫,胎肩及上肢即可从子宫切口处突出来。

8.阴道检查　　阴道检查时在耻骨联合后方可触及前耳,感觉胎头前顶紧嵌于
耻骨联合后方,盆腔前半部被塞满,而盆腔后半部则显得很空虚,系因后顶骨大部
分尚在骶岬以上。胎头矢状缝在骨盆横径上但逐渐向后移而接近骶岬,这是由于
胎头侧屈加深所致。阴道检查时,应注意将前不均倾位与枕前位和枕后位相鉴别。
前不均倾位时,胎头大囟与小囟均向后移,若为枕左横前不均倾位时,大囟可在骨
盆面时钟方向 7°~8°处,小囟在 4°~5°处。由于胎头位置较高,宫颈口仅扩张 3~
5cm,很难将大囟及小囟均叩诊清楚,往往仅能叩及颅顶的一部分。若仅摸到小囟
在 4°~5°处又可能误诊为枕左后位。因此,阴道检查诊断前不均倾位的关键在于
摸清矢状缝的走向是否与骨盆的横径相平行,并向后移靠近骶岬,且同时大小囟均
一起向后移。前不均倾位易被误诊和漏诊。64 例前不均倾位于手术前做出诊断
的仅 25 例,术前怀疑为前不均倾位者 10 例,误诊为枕后位者 2 例,枕前位者 2 例,
另外 24 例误诊为枕横位伴有头盆不称。

【预防与处理】

首先要预防前不均倾位的发生,凡是会引起前不均倾位的因素,可于产前或临
产早期尽量予以纠正,如妊娠晚期腹部松弛或悬垂腹者,可加用腹带纠正胎儿向前

倾斜。产程早期令产妇取坐位或半卧位,使产妇双髋关节伴膝关节屈曲,均有利于缩小骨盆倾斜度,避免前顶先入盆,防止前不均倾位发生。

前不均倾位的诊断一旦确定,除极个别骨盆正常或较大,胎儿较小,产力强者可给予短期试产外,其余均应尽快做剖宫产术。

有时诊断未能于手术前完全确立,但按产程图观察已无继续进展可能者,也必须尽快剖宫产结束分娩,不然产程延长后不但对母儿带来危害,也会使手术遇到困难。产程较长者施行剖宫产术时,胎儿前肩已抵达耻骨联合上方,胎头未能入盆,侧屈逐渐加重,胎头紧贴后肩,转向骨盆入口后方,这种情况被称为"忽略性前不均倾位",随着诊断水平不断地提高,应避免发生这种忽略性前不均倾位。切开子宫下段时,因胎肩骑跨于耻骨联合上,故上肢很容易脱出于切口外。因此,手术时最好能置产妇于深垂头仰卧式,手术者切开子宫下段时,第一助手可以压住胎肩,并用力将其向宫底方向推送,使胎肩不致脱出于切口外,并可使侧屈的胎头得以纠正,有利于娩出胎头。当第一助手推送胎肩时,术者才有可能以食指在胎背的对侧及骨盆入口面的后方钩取胎儿之口,使之转向前方朝向耻骨联合,然后以一般枕后位方式娩出胎头。胎儿娩出后,应查看胎头小水肿部位,做出最后确诊。

五、面先露(额面位)

分娩过程中,当胎头极度仰伸,以面部为先露时成为面先露,又称颜面位。其方位指示点为颏。根据颏部与母体骨盆的关系可以分为颏左前、颏左横、颏左后、颏右前、颏右横、颏右后六种不同的颜面位,而以颏左前及颏右后位较多见。

颜面位时,胎儿枕骨与背部贴近,颏部远离胸部,呈挺胸弯腰姿势,往往是产程中由于额先露继续仰伸而形成。

【发生率】

颜面位的发生率不高,据国内外报道,大约 $0.20\%\sim0.27\%$,经产妇多于初产妇,其比例为 $3:1$。我国实行计划生育以来,发病率已趋下降。某医院发生率仅为 $0.8\permil$。

【病因】

引起面先露的原因是多方面的,任何有利于胎头仰伸或妨碍胎头俯屈的因素都可能促成面先露。

1.骨盆狭窄或胎儿巨大者,在临产后胎头衔接受阻,仰伸为面先露的可能性增大。Hellman 等统计 141 例面先露中 39.4% 有骨盆入口狭窄。

2.经产妇悬垂腹,是发生面先露的另一因素。胎背向前或与枕骨成同一方向,于是胎儿颈椎与胸椎仰伸,形成颜面位。

3.无脑儿、胎儿甲状腺肿大、脐带绕颈、前置胎盘、羊水过多等均可促使胎头以仰伸姿势嵌入骨盆入口发生面先露。

【诊断】

1.腹部检查　由于胎头极度仰伸,入盆受阻,胎体伸直,故宫底位置较高。颏前位时,胎儿肢体靠近母腹前壁,易被触及。胎心音由胎儿胸前壁经母体腹前壁传出,故在胎儿小肢体所在一侧的母体下腹部听诊胎心音最响亮。颏后位时,由于胎儿枕部靠近胎儿背部,在孕妇下腹部靠近耻骨联合上方处可叩及明显高起的胎头,且胎头枕骨隆突与胎背间有明显的凹沟,胎心音则因胎儿胸壁远离孕妇腹前壁使传导受到影响,故响度较弱。

2.肛查　可触及高低不平、软硬不均的面部,常因面部有水肿而不以与臀先露区别,故临床诊断面先露必须依靠阴道检查。

3.阴道检查　是确诊面先露最可靠的方法。一般在宫口开大 3～5cm 时进行。如在阴道内叩及胎儿的口、鼻、眼眶及颧骨各部,即可确诊为面位。行阴道检查时,若胎膜未破,应先行人工破膜,破膜后可触及高低不平的面部器官。由于胎儿面部受到产道的压迫,常有水肿、淤血。组织变得较脆,检查时动作要十分轻柔,以免损伤面部皮肤。检查时应注意与臀先露相鉴别,偶可将胎儿的口误为肛门,将颧骨误认为是坐骨结节,但肛门与坐骨结节是在一条直线上,而口与颧骨形成一个三角形,可以作为鉴别面先露和臀先露的参考。另外,若阴道检查时触及胎儿肛门,则手指上附有胎粪,与面先露时手指触及胎儿口腔不难鉴别。检查时必须查清胎儿颏的方位,以便决定分娩方式。颏前位可能经阴道分娩,颏后位则需行剖宫产术,两者的分娩方式截然不同。

【分娩机制】

一般系额先露在下降的过程中胎头进一步仰伸而转变为面先露。面先露的分娩机制主要包括仰伸、下降、内旋转、俯屈及外旋转。

若产力、产道均正常,胎儿不大,颏前位可能经阴道自然娩出。胎头以仰伸姿势衔接入盆,当胎儿面部到达盆底时,胎头极度仰伸,颏部作为最低点转向前方,自耻骨弓下娩出,其后以下颌骨为支点,在产力(尤其是肛提肌收缩力)推动下,胎头相应俯屈,口、鼻、眼、额及大囟相继娩出。

颏后位需经内旋转 135°呈颏前位方能自然娩出,若内旋转受阻而持续为颏后位,则因胎颈需极度仰伸方能越过骶骨,但很少有能克服者,除外早产或已浸软的胎儿在胎头与胎肩同时随胎颈一道娩出者外,足月活胎绝对不能从阴道娩出,故颏后位一般需剖宫产终止妊娠。

【对母儿的影响】

1.对母体的影响

(1)额前位时多有产程延长。

(2)胎先露部不能紧贴子宫下段,常导致继发性子宫收缩乏力。

(3)胎儿面部骨质不能变形,易发生产妇会阴裂伤。

(4)额后位时,如未能及时发现和处理,可因分娩梗阻造成子宫破裂,危及产妇生命。

2.对胎儿的影响

(1)胎儿面部变形、青紫及水肿。

(2)头骨变形,枕额径明显变长。

(3)严重者发生会厌水肿,影响吸吮动作。

(4)新生儿可保持仰伸姿势达数日,出生后需加强护理。

【处理】

面先露均在临产后发生,事先难以预防,临产后如出现产程异常,应及时做阴道检查,及早诊断和处理。

额前位时,如产道无异常,子宫收缩正常,可能经阴道自然分娩;如第二产程延长,可行低位产钳助产;据额前位分娩机制而言固然可以阴道分娩,但对产程长,胎头下降延缓者仍以及时行剖宫产为宜。额后位难以自阴道娩出,需行剖宫产。

六、额先露

额先露是指胎头的姿势处于俯屈和仰伸之间(介于枕先露和面先露之间)的位置,以最大枕颏径通过产道,持续以额为先露,又称额位。额先露是一种暂时性的胎位,因胎头可俯屈而变为枕先露,或胎头进一步仰伸而成为面先露,持续呈额先露者极少见,占头先露的 0.5‰～1.0‰,经产妇多于初产妇。因额先露胎头以最大径枕颏径(13.3cm)入盆,衔接与下降均很困难,除非胎儿甚小或死胎,足月正常胎儿不可能经阴道自然娩出。

【病因】

与面先露发生的原因基本相同。凡能影响胎头正常俯屈的因素均可能导致额先露。Meltzer 观察到 21% 发生于早产、骨盆狭窄或腹壁松弛,也有学者发现额先露可能与前置胎盘、羊水过多、子宫异常或胎儿畸形有关。

【临床表现和诊断】

产程中子宫收缩良好而胎头高浮迟迟不能入盆时,应想到有此种异常胎位的可能,需进行以下检查:

1.腹部检查　额前位时,于耻骨联合上方可触及胎儿枕骨隆突及其与胎背间的横凹,但不如面先露时明显。仅凭腹部检查,很难确诊额先露。

2.阴道检查　若叩及额骨及额缝,可确诊额先露。额缝一端为大囟的前半部,另一端为眼眶及鼻根部。

在临产早期诊断额先露较困难。腹部检查胎头未入盆,与胎背在同一侧。阴道检查可以确诊。另外,B超检查也有助于诊断额先露。

【分娩机制】

额先露经过胎头塑形 30％可自然转变为面先露,20％可自然转变为枕先露。因额先露时胎头以最大径枕颏径(13.3cm),难以衔接,故胎儿不可能经阴道分娩。若未能及时发现和处理,可导致子宫破裂或其他严重的软组织损伤,胎儿可因窒息或颅内出血而死亡。

【处理】

过去虽采取经腹部阴道联合纠正胎位,分娩时考虑产钳助产,但一方面纠正胎位的手法有相当难度且成功的极少,另一方面阴道分娩对母儿均可造成一定的损伤,目前认为,正常足月儿若为持续性额位,阴道分娩机会极少,除早产儿及小样儿可能经阴道分娩外,一般均需做剖宫产术。故当产程异常,阴道检查确诊额位以后,不应再试产,应及早行剖宫产,以免进一步影响母儿预后。

七、臀先露

臀先露是异常胎位中最常见的一种,在妊娠 20 周时,其发生率较高;随妊娠周的增长,臀先露发生率逐渐减低,至足月分娩时其发生率为 3％～4％。

因胎臀比胎头小,分娩时胎头未经变形或因过度仰伸往往后出头娩出困难,脐带脱垂亦多见,故围产儿死亡率较头位分娩明显增高,因此,近年臀先露剖宫产率显著上升至 70％～90％,但是剖宫产并不是臀先露处理的最好办法,关键是孕期及时发现臀先露,尽可能促使转为头位,减少臀先露的发生率。

【病因】

1.早产　妊娠未足月,特别在 30 周或 30 周以前时,羊水量相对偏多,胎儿常取臀先露,一旦发生早产,即以臀先露方式分娩。

2.羊水过多或经产妇 此时子宫腔空间较大或子宫壁较松弛,胎儿易在宫腔内自由活动以致形成臀先露。

3.胎儿在宫腔内活动受限 致使胎头不易随妊娠月的增加而转为头位,如子宫畸形(单角子宫、双角子宫、子宫不完全纵隔等)、双胎、羊水过少等。

4.胎儿下降受阻或衔接受阻 如有骨盆狭窄、胎儿过大或相对性头盆不称、前置胎盘、肿瘤阻塞盆腔等情况。

5.胎儿畸形 如无脑儿、胎儿脑积水等。

6.胎盘种植于子宫角或底部 这种情况下臀先露的发生率升高。Fiann等用超声波观测到臀先露中胎盘种植于子宫角基底部者为73%,头位仅为50%。

7.长型胎头 此种胎头的枕部凸出、脸部变长,胎头两侧面平行,即所谓"臀先露胎头"。此种特殊胎头形态的枕额径增长,可能是形成臀先露的原因之一。统计表明足月臀先露胎儿至少1/3具有此种形态的胎头。

【临床分类】

根据胎儿下肢的姿势,臀先露可分为三类:

1.单纯臀先露 又称腿直臀先露,双腿髋关节屈曲,膝关节伸直,以臀部为先露,临床上最多见。单纯臀先露时首先通过宫颈口的是臀部加双大腿,臀部加双大腿的周径与胎头周径略同,当其通过宫颈口时,宫颈口必已开全,此时胎头没有被宫颈口卡住以致不能娩出的危险;又胎儿双腿架在盘曲于胸前的双上肢之前,使胎儿的双腿与腹壁之间留有空隙,避免脐带严重受压;亦不容易发生脐带脱垂。但因单臀先露时伸直的胎儿下肢支撑着胎体,使胎体和胎头之间缺乏弧度,使之不容易回转成头位,分娩时亦不利于臀部侧屈,但总的说来对分娩影响不大。

2.完全臀先露 又称混合臀先露,双腿髋关节及膝关节均屈曲,以臀先露与双足为先露,较单臀先露少见。完全臀先露在分娩过程中因下肢受到的阻力比臀部受到的阻力小,所以往往是下肢先下降,其位置低于臀部。完全臀先露处理得当,一般不至于形成不完全臀先露,但在胎膜突然破裂时应警惕发生不完全臀先露的可能。

3.不完全臀先露 较少见,胎儿呈直立或跪式,以足或膝为先露。不完全臀先露的确切定义应该是单侧或双侧髋关节伸直而不是下肢低于臀部,不完全臀先露有以下几种情况:①足先露,双侧髋关节与膝关节均伸直;②膝先露,双侧髋关节伸直而膝关节屈曲;③双侧先露不同,一侧为足先露,另一侧为膝先露。不完全臀先露往往是在临产过程中演变而成,最容易发生脐带脱垂,尤其是两侧先露不同的不完全臀先露脐带脱垂机会更大。

三种臀先露中单臀先露胎儿预后最佳,完全臀先露次之,不完全臀先露最差,单臀先露最适合阴道试产。

【分娩机制】

胎儿身体各部中,头的变形性最小而径线最大,肩次之,臀最小。头位分娩时,胎头一经娩出,胎体其他各部的娩出一般多无困难,但在臀先露则不同,较小的臀部先娩出,较大的头部却最后娩出,因而分娩易发生后出头困难。接生时,如能按照臀先露分娩机制适时地恰当处理,可减少臀先露的围生儿死亡率。臀先露以骶骨为指示点,有骶左前、骶右前、骶左横、骶右横、骶左后、骶右后等六种胎方位,现以单臀先露骶右前为例介绍分娩机制。

1.臀部娩出　临产后,胎儿臀部以粗隆间径衔接于骨盆入口右斜径上,并不断下降,其前髋部下降稍快,先抵盆底,在遇盆底阻力后,臀部向母体右侧做45°的内旋转,使前髋位于耻骨联合后方,而粗隆间径即与母体骨盆的前后径一致,此时,胎体为适应产道弯曲度而侧屈,胎臀在母体会阴部出现并娩出。继之,双腿双足亦娩出,胎臀及下肢娩出后,胎体发生外旋转,胎背转向前方或右前方。

2.胎肩娩出　在胎体发生旋转的同时,胎儿双肩径于骨盆入口面的横径或斜径上入盆,逐渐下降达盆底,此时,前肩向右做内旋转45°～90°而位于耻骨弓下,接着,胎体又侧屈于会阴后联合前,先娩出后肩及其上肢,然后又娩出前肩及另一侧上肢。

3.胎头娩出　当胎肩娩出时,胎头以矢状缝衔接于骨盆入口的左斜径或横径上,逐渐下降、俯屈,当胎头达盆底时,其枕部紧贴于耻骨联合之后并以位于耻骨弓下的枕骨下凹为支点,胎头继续俯屈,于是颏、面、额部相继露于会阴部而最终胎头全部娩出。

【诊断】

1.腹部检查　在宫底可以叩及圆而硬的胎头,按压时有浮球感,在耻骨联合上方可叩及软而较宽的胎臀,胎心音的位置较高,在脐的左上或右上方。完全臀先露时胎头在胎臀的对侧,胎头在宫底正中时应怀疑为单臀先露。

2.肛查或阴道检查　如腹部检查不能肯定为头位或臀先露时,可做肛查,如盆腔内空虚,叩不到圆而硬的胎头,而摸到位置较高的质软而形状不规则的胎臀,或叩及胎足,即可确诊为臀先露。如肛查仍不能确诊,则可做阴道检查,以区别臀先露的种类、了解宫颈口的情况及有无脐带脱垂。如胎膜已破,可直接叩到胎臀、外生殖器及肛门。如叩到的部位似胎足,可以从足趾和手指的不同及有无足跟而区别其为胎手或胎足,在叩到胎臀时尚应注意与面位相鉴别。在臀先露,肛门与两侧坐骨结节联成一条直线,当手指放入肛门时有环状括约肌的收缩感,指尖上有胎粪;而面位的口部及两侧颧骨呈一等腰三角形分布,手指放入口内可触及牙龈,并可叩及下颌骨。

3.超声波检查　　孕妇腹壁厚,先露高,胎头嵌顿于肋骨下需做超声显像检查。超声检查可以了解以下情况:

(1)胎头是否仰伸,仰伸程度如何。

(2)测量胎头双顶径、胸围、腹围及股骨长度,用以估计胎儿大小。

(3)胎儿是否畸形:臀先露胎儿畸形的发病率3%,而头位仅1%。

(4)确定臀先露的类型:了解胎儿下肢是否屈曲良好,紧紧盘于胎儿腹部前且高于臀部,还是屈曲不良,盘得不紧且低于臀部。

(5)胎盘位置:胎盘在子宫前壁者不宜做外倒转术。

(6)如在臀先露旁见到一团软组织阴影,应警惕脐带先露。

【预后】

臀先露的主要问题是围生儿死亡率明显升高,如1964年Morgan等报道美国147所医院404847次分娩中,臀先露分娩16327次,全国的围生儿死亡率为27.5‰,而臀先露高达150.8‰,约为全组的5～6倍。我国某医院20年(1954—1963年,1969—1978年)共分娩25813例,其中臀先露995例,围生儿死亡率为135.40‰,较我国17省市的统计资料一般围生儿死亡率20.48‰,亦有明显增高。

【并发症】

1.臀先露分娩对围生儿影响较大,并发症较多

(1)早产:据1964年Morgan报道16327次臀先露分娩,早产占32%。除早产本身对胎儿或婴儿的影响外,臀先露分娩较头位有更大的危险性。据统计各组胎龄相同的新生儿,臀先露的体重均较非臀先露者为低,另一方面,早产儿头臀径相差较足月者更为悬殊,故分娩时的危险性更大,因此死亡率增高。

(2)脐带脱垂:臀先露的脐带脱垂发生率约为4%～5%,为头位的10倍,其中先露部完全填满了宫颈口的单臀先露的脐带脱垂发生率最低,仅在1%左右;完全臀先露为2%～5%;足先露则因所露出的空隙最大而高达10%～18%。

(3)窒息和损伤:产伤的发生率很高,在困难的臀先露分娩中,新生儿损伤的发生率为20%,即使分娩较顺利亦达3.5%;其中最严重的损伤是颅内出血,发生率较头先露高10倍,是臀先露婴儿死亡的主要原因之一。颅内出血或损伤的主要原因是当胎头通过骨盆时,在极短的时间内承受张力很大的牵引,胎头未及变形,颅

内的韧带（如小脑天幕等）及脑组织发生撕裂、出血及挫伤,损伤更多发生于有头盆不称、骨盆狭窄或在宫颈未开完全的情况下。另一方面,由于牵引的困难,脑部缺氧时间过久而发生脑实质的弥漫性出血,可带来终身后遗症。此外,还有所谓"微小脑损伤",往往在幼儿时期由于阅读、写作、理解以及交流等智力表现落后于正常儿童而被发现,在臀先露中发生率亦两倍于头位。

除脑部损伤外,臀先露中颈部、肱骨、股骨的骨折及脱位以及臂丛神经损伤的发生率亦高。其他如咽部或腹腔脏器包括肝、脾、膀胱的损伤亦偶有所见。

(4)畸形:臀先露中先天性畸形如脑积水、无脑儿、先天性髋关节脱位等的发生率高于头位。Brennei 在 29000 例头位中发现畸形率为 2.4%,而在 10000 例臀先露中则为 6.3%,臀先露的畸形发生率约为头位的 1～2 倍。

2.臀先露分娩对母体的不良影响

(1)臀先露先露部不规则,使前羊膜囊受到的压力不均匀,易发生胎膜早破。

(2)由于其先露部不规则,不易紧贴子宫下段及子宫颈,容易引起子宫收缩乏力,致产程延长。

(3)若宫颈尚未开全过早性臀牵引术,或因臀先露助产技术掌握不当,或动作粗暴可致阴道裂伤,甚至会阴Ⅲ度撕裂,子宫颈裂伤,严重者可累及子宫下段,乃至子宫破裂。

【处理】

1.妊娠期　妊娠 28 周以前,由于羊水较多,胎位不易固定,30%～35%为臀先露,多可自然回转呈头位,无需特殊处理。若妊娠 30～32 周仍为臀先露,应当积极处理,用下述方法矫正胎位:

(1)艾灸或激光照射至阴穴:孕妇取平卧位或坐位,用艾条灸或激光照射两侧至阴穴,每日 1～2 次,每次 15 分钟,5 次为 1 疗程。孕妇在艾灸时常感觉胎动较活跃。此法转位成功率达 75%～85%。

(2)膝胸卧位:促使胎臀退出盆腔,借助胎儿重心,自然转成头先露。方法:孕妇排空膀胱后,松解裤带,俯跪于床上,胸部贴床,大腿与床成直角。每日 1～2 次,每次 15 分钟,7 日为 1 疗程。成功率 70%以上。侧卧位也可帮助倒转,骶左前位时令孕妇向右侧卧,骶右前位时向左侧卧,使胎头顺着子宫腔侧面的弧形面滑动而转位。晚上睡眠较易采用侧卧位。这样两者结合可提高效果。

(3)仰卧臀高位:孕妇排空膀胱后,松解裤带,仰卧于床上,腰部用枕头或被褥垫高,使腰臀与床缘成 30～45 度角,仰卧 10～15 分钟后,迅速将身体向胎肢侧转动,侧卧 5 分钟。每日 2 次,每次 15～45 分钟,3～7 天为一疗程。

（4）甩臀运动：方法是令孕妇双足分开直立，双手扶桌沿，双膝及臀部顺胎头屈曲方向做规律的连续旋转，每日早晚各一次，每次 15 分钟，7 日为一疗程。

（5）外倒转术：经上述方法失败后或直接实施此术均可。

国外有人认为，臀先露自然回转率与外倒转成功率几乎一致，且施行外倒转术可能发生早产、胎膜早破、脐带脱垂、胎盘早剥、胎儿窘迫或死亡，甚至有子宫破裂的危险性，因而不主张行外倒转术。但目前国内外多数人主张可以在正确掌握外倒转术的适应证和禁忌证的情况下，谨慎施行。

Newman 建议用一种评分法估计臀先露外倒转的成功率，他选出最能影响转位成功的五项因素进行评分。

在 266 例臀先露施行外倒转术者中 166 例（62.4%）获得成功。平均评分为 6.6±1.5，而未成功者为 5.1+1.5（P<0.05）。

1）禁忌证：①曾行剖宫产术或子宫肌瘤剔除术；②不良分娩史；③骨盆狭窄；④产前出血，如前置胎盘；⑤羊水过多；⑥脐带绕颈；⑦估计胎儿体重<2500g 或>3500g；⑧胎盘附着于子宫前壁；⑨先兆早产、胎儿慢性窘迫、胎儿畸形；⑩妊娠期高血压。

2）适应证：凡无以上禁忌证者，均适于行外倒转术。

3）施行外倒转术的时机和影响因素：国内外多数学者认为施行外倒转术最佳时机未孕 30～32 周。但是，也有学者认为初产妇孕 32 周前或进产妇孕 34 周前，大多数臀先露能自然回转，无需行外倒转术；孕 38 周后因胎儿长大且羊水量相对减少，外倒转术不易成功。另外，影响外倒转术成功的因素有：腹部肥胖，孕妇精神紧张，子宫易激惹，臀先露已衔接入盆、胎腿伸展等。

4）方法：孕妇仰卧于床上，B 超确定胎位。术前 30 分钟口服硫酸沙丁胺醇 4.8mg，使子宫松弛。孕妇排空膀胱。听诊胎心正常。

①施术者两手置于胎臀两侧逐渐向内上方拖起胎臀，并用一手支撑胎臀，防止再次滑落入母体骨盆腔内。

②术者另一手食指、中指轻按胎头枕部，使其俯屈，并向子宫体侧方推移，以缓慢下移达脐平面为度。然后注意用手固定胎头，不可松开。

③扶住胎臀的手掌面朝上，托胎臀由子宫侧面向上移动，至脐平面与胎头相对。此时，胎儿已转为横位。

④术者双手继续保持扶住胎臀向上并促使胎头俯屈向下的姿势，胎儿躯干自行伸直以解除强迫横位，胎头转至下方成为头先露。

进行以上操作时应随时听胎心，若有异常或孕妇不适，应立即停止操作。完成以上操作后再次听胎心正常者,腹部用一尺宽包布缠裹并用卷曲的小毛巾放置在胎儿下颌或颈部固定胎头,防止复转为臀先露。术后可予以宫缩抑制剂保胎处理,观察三天后复查仍为头先露者可解除固定包布,或将包布固定直至先露入盆或临产。以后每周复查一次,直至分娩。

2.分娩期　臀先露分娩的处理一直存在着争议。由于臀先露阴道分娩围生儿病率和死亡率都较高,故近二、三十年来臀先露剖宫产率逐渐上升,达到了70%~90%。随着剖宫产增多,围生儿病率和死亡率有所下降,但产褥感染及产后出血发生率却相应增加,胎儿羊水吸入综合征及麻醉意外也偶有发生。根据我国1985年11月头臀先露难产专题座谈会及1987年6月全国难产防治会推荐,臀先露剖宫产率宜控制在50%左右。掌握臀先露阴道助产技术仍十分重要。

分娩方式选择:

1)剖宫产:足月单臀先露选择性剖宫产的指征:①骨盆狭窄;②胎儿体重≥3500g或B超检查双顶径>9.5cm,或胎儿体重<2500g(若体重过小估计出生后存活可能不大,仍宜阴道分娩);③足先露或膝先露;④B超见胎头过度仰伸,呈"望星式";⑤B超提示脐带先露或隐形脐带脱垂;⑥妊娠合并症或并发症,如妊娠期高血压重度子痫前期,前置胎盘,糖尿病,慢性高血压病等;⑦高龄初产;⑧瘢痕子宫;⑨软产道异常;⑩胎膜早破,胎盘功能异常。

2)阴道分娩的条件:①孕龄≥36周;②单臀先露;③胎儿体重为2500g~3500g;④无胎头仰伸;⑤骨盆大小正常;⑥无其他剖宫产指征。

3)臀先露评分法:为了臀先露分娩的危险性做出估计,1965年Zatuchni等提出评分法来对每一个臀先露的预后进行估计,统计的结果是,当评分≤3分时,胎儿病率升高,产程延长者多见,剖宫产率亦上升,有较大的临床意义;但较高的评分,并不能保证一定是成功的阴道分娩,故意义较小。主要由于该评分法中,未列入臀先露的种类之故。临床上对足先露顾虑最大,完全臀先露次之,因两者导致难产及并发症的可能性较大。因此,此评分法仅可作为临床处理的参考之一。

我国天津市协作组推荐臀先露简易评分法,若总分≤4,选择剖宫产,≥8分可经阴道分娩,5~7分者继续观察。

3.阴道分娩的处理

(1)第一产程:孕妇应卧床休息,给予足够的水分和营养以保持较好的产力,少做肛查及阴道检查;不宜灌肠,以减少胎膜破裂发生的机会。宫缩间歇,应勤听胎心音,一旦胎膜破裂,应即听胎心,并做肛查,若胎心音改变明显或肛查有异常发现即做阴道检查,了解宫颈扩张程度及有无脐带脱垂。

若产程中出现以下情况应及时行剖宫产：①宫缩乏力,产程进展缓慢；②胎儿窘迫；③脐带脱垂；④宫口开全后,先露位置仍高,估计阴道分娩困难。

决定阴道分娩时,如临产后先露逐渐下降,宫颈口逐渐扩张,胎心音正常,可以继续等待阴道分娩。如因子宫收缩乏力而产程进展缓慢,胎儿不大,可用缩宫素静滴加强宫缩,某医院 5 年中 127 例臀先露中有 85 例由阴道分娩,其中 13 例曾采用缩宫素,均以臀先露助产安全地结束分娩。

(2)第二产程:臀先露胎儿能自行完成所有机转而自然分娩者极少见(除非死产或早产儿),绝大多数需由接产者协助才能经阴道分娩,称其为臀先露助产。

1)臀先露助产:臀先露助产的目的是使软产道充分扩张,并按照臀先露分娩机制采用一系列手法使胎儿顺利娩出。臀先露助产可分为压迫法和扶持法两种,如系完全臀先露或足先露一般用压迫法,如系单臀先露则用扶持法助产。

①压迫法:要点是"堵",宫缩时,如于阴道口见到胎足,而宫口大多未开全,此时,应立即消毒外阴部,并用无菌巾铺于外阴上,每次宫缩时以手掌堵于阴道口,不使胎足落于阴道外,当胎臀逐渐下降以致完全进入盆腔时,宫颈继续扩大,阴道亦得以充分扩张。至产妇下屏感十分强烈,其外阴膨隆,肛门松弛,胎儿的外阴部及部分臀部已显露于产妇的阴道口,而堵在阴道口接生者的手掌也感受到相当大的冲击力,提示宫口已开全,可不必再堵而准备接产。在堵的过程中要严密注意胎心率,如发现异常,可及时做会阴切口行臀先露牵引术。

在做臀先露助产前,凡初产妇必须先做会阴切开,切开的时间掌握在切开后一至两次宫缩胎儿的双下肢及臀部即可娩出为度。胎臀及下肢娩出后,助产者可用无菌巾包住胎儿的下肢及臀部,双手把持胎儿臀部向下牵引,当脐部露出后,将胎背转向原来胎位的一侧,一面旋转,一面向下后方牵引,露出前肩,此时,助产者可以食指及中指伸入阴道,置于胎儿前上肢的上外侧并将其压向内侧,使胎儿前上肢做洗脸样动作,扫过面部及胸部而娩出,然后将胎体提起,以同法娩出后肩及后上肢,此为滑脱法。也可以用双手握持胎臀,逆时针方向旋转胎体同时稍向下牵拉,先将前肩娩出于耻骨弓下,再顺时针方向旋转娩出后肩,此为旋转胎体法助娩胎肩。此时仅胎头尚未娩出,将胎背转向前方,胎体骑跨在术者左前臂上,术者将左手伸进阴道,左手中指进入胎儿口腔,以食指及无名指分别置于胎儿上颌骨两侧,右手中指按压胎儿枕部,食指及无名指分别置于胎儿颈部两侧,向下向外牵引。此时可由助手在耻骨骨联合上方加压,使胎头俯屈,待枕部抵耻骨弓时,接生者双手将胎头向上提举,使下颏、口、鼻、额相继从阴道娩出。

②扶持法:扶持法只用于单臀先露,其要点是"拨"。换言之,在接生过程中要

注意保持胎儿伸直的下肢折叠于胎体上,压住交叉在胸前的双臂,防止其上举。接产时,当胎臀于阴道口娩出后,接产者用手把持胎体两侧,拇指压在胎儿腿部上,其余四指扶住胎儿骶部,每次宫缩时将胎体及双腿向上抽拨,以使胎体逐步自阴道娩出。此时,术者的拇指及其他四指立即又移近阴道口,使双腿始终紧贴胎体而不致脱出阴道口外。当胎足娩出阴道后,双肩亦随之娩出,而交叉于胸前的两侧胎臂亦随之娩出,而至此再握住双足将胎体及双腿向耻骨联合方向提举,若胎头能保持俯屈位,将能顺利娩出。若在扶持的过程中胎儿下肢不慎落出,则应该用压迫助产法协助胎体、胎肩及胎头娩出。

需要注意的是不论采取何种助产法,胎臀娩出至胎头娩出的时间最多不得超过8分钟,否则即可因脐带受压导致胎儿发生严重缺氧,甚至死亡。

2)臀牵引术:这是一种以手术分娩的臀先露产。胎儿由下肢开始直至胎头全部由接产者牵引娩出者称臀牵引术。臀牵引术除两下肢是由接产者牵出外,其余部分的接产手法同臀先露助产,似乎两者相差不多,其实它与臀先露助产截然不同。它没有足够的时间让胎臀降到盆底、使两下肢盘屈于腹部前,又不能保证宫颈扩张完全及阴道、会阴充分的松弛。增加了分娩的难度和围生儿死亡率及并发症的发生率。因此只有在胎儿有紧急情况如宫内窘迫、脐带脱垂、死产及母体危急,而宫颈已开全或近开全时,在全身吸入性麻醉或硬膜外麻醉下施行臀先露牵引术。多数著者认为采用剖宫产术较采用臀牵引术为好。

(3)第三产程:产程延长易并发子宫收缩乏力性出血。胎盘娩出后,应肌注缩宫素加强子宫收缩,减少产后出血。凡行手术助产者,术后均应仔细检查有无软产道损伤,及时缝合止血,并用抗生素预防感染。

(4)阴道分娩中的并发症及处理

1)脐带脱垂:脐带脱垂时,宫颈未开全,胎心好,尽快做剖宫产;宫颈已开全,胎儿情况不佳胎心<100bpm,或缺乏即刻做剖宫产条件时,可考虑行臀牵引术。胎心已消失,胎儿已死亡,可等待宫颈开全后行臀先露助产。

2)后出头的娩出困难:若因胎头仰伸而不能进入骨盆,且不可强行牵引使仰伸加剧。此时,助手可在耻骨联合上方加压,协助胎头俯屈,而术者的手在阴道内钩住胎儿口腔,加以牵引,胎头即可入盆;若仍有困难,则可将枕部转向骨盆一侧成为枕横位,以胎头的双顶径通过骨盆入口的前后径,促使胎头入盆。此法对骨盆入口呈扁平型的产妇较为有效。

臀先露产的后出头娩出困难时,可用臀先露后出头产钳助产,先由助手向上提起胎儿手足及躯干,使产妇会阴部暴露,自胎腹侧面一次放入左叶及右叶产钳,交合后向下向外牵引,使胎儿下颌、口、鼻及额部相继娩出,若无 piper 产钳,亦可用一般产钳代之。

遇到后出头娩出困难时,切忌用暴力牵引,以免导致臂丛神经损伤、锁骨骨折,甚至胎儿颈椎脱位、小脑天幕撕裂等损伤,而应采取上述方法双手牵拉。如在宫颈未开全即强行牵引,则可发生宫颈甚至子宫下段的严重裂伤。如胎儿已死亡则可做穿颅术。

3)胎臂上举:臀先露分娩中牵引胎体过急,可发生胎臂上举,增加胎儿娩出的困难。处理胎臂上举的有两种方法:

①旋转法:接生者以无菌巾包裹胎儿臀部,以双手的拇指紧贴胎儿骶骨及背部,四指紧握胎儿腹部及大腿,向胎背方向旋转 180°,旋转后,位于耻骨弓后方的前肩及上臂可从耻骨弓下脱出,再向相反方向旋转 180°娩出另一侧肩部及上臂;

②滑脱法:如上述方法失败,接生者可用右手握住双足上提,使位于会阴联合处的后肩先露,再以左手食指及中指伸入阴道,紧贴于胎儿前臂的前外侧,钩住肘关节以洗脸样动作使前臂向前胸滑出阴道,然后放低胎儿,此时前肩及同侧上肢常可自然由耻骨下娩出。

4)颅脑及脊柱损伤:胎头仰伸未能入盆应设法使其俯屈,转动 90°至横位入盆。切忌在胎头未入盆时强行牵拉胎体造成小脑幕撕裂、脊柱断裂或其他损伤。

5)臂丛神经损伤:臀先露胎头未入盆时强行牵拉胎臂、胎肩都可造成臂丛神经损伤。一旦发生,只有等待其自然恢复,损伤严重者往往需半年以后才能恢复功能。造成上肢永久瘫痪的机会不大。

八、肩先露

当胎体横卧于骨盆入口以上,其纵轴与母体纵轴相垂直或交叉时称为横位,又因先露部为肩,故亦称为肩先露。根据胎头的位置在母体左侧或右侧以及胎儿肩胛朝向母体前方或后方,可将横位分为肩左前、肩左后、肩右前、肩右后四种胎位。横位是最不利于分娩的胎位,除死胎及早产儿肢体可折叠而自然娩出外,足月活胎不可能自然娩出,如不及时处理,容易造成子宫破裂,危及母儿生命。有时胎体纵轴与母体纵轴不完全垂直而成一锐角,胎体较低的一段位于母体髂嵴水平以下,形成所谓斜位。

【发生率】

横位约占分娩总数的 0.2%～0.5%,在我国普遍开展产前检查,更重要的是大力开展计划生育后,横位或斜位在门诊得到及时纠正,但近年来经产妇的数量有所上升,横位的发生率也有所变化。横位时围生儿死亡率由 3.9% 上升至 24%,多因脐带脱垂及困难的分娩引起。外倒转及阴道分娩的围生儿死亡率为 6%,剖宫产率为 0～10%,而两极倒转及牵引术为 25%～90%,故应重视横位与斜位的预防、早期诊断及处理。

国内过去的发病率约 1∶200,最近十几年有明显下降至 1∶300。妊娠 32 周时横位发生率为 2%,6 倍于足月妊娠。妊 35～38 周仍保持横位或斜位者应予纠正。

【病因】

任何破坏子宫极性(纵椭圆形)的原因都可导致横位及斜位,如骨盆狭窄、前置胎盘、子宫畸形、子宫肌瘤、双胎、羊水过多、经产妇腹壁松弛等情况均可能使胎头的衔接发生阻碍,或使胎儿在宫腔内的活动范围过大而导致横位。

【临床表现与诊断】

1.腹部检查　子宫轮廓呈横椭圆形,横径较正常妊娠的要宽。用四部手法触诊可发现子宫底较妊娠月份为低,宫底较空虚,触摸不到胎头或胎臀;母体腹部一侧可触到胎头,对侧摸到胎臀;耻骨联合上方空虚,摸不到胎头或胎臀。根据腹部检查多可确定胎位。肩前位时,胎背朝向母体腹前壁,触之宽大而平坦;肩后位时,胎儿肢体朝向母体腹前壁,可叩及不规则的高低不平的小肢体。在脐周听诊胎心音最清楚。

2.肛查　横位时先露部较高,即使在临产后做肛查亦不易触及先露部,常需做阴道检查以明确诊断。

3.阴道检查　胎膜未破者不易查清胎位,但横位临产后胎膜多已破裂,如宫口已扩张,可触及胎儿肩峰、肋骨、肩胛及腋窝。腋尖端指向胎儿头端,据此可判断胎头在母体的左侧或者右侧,依据肩胛骨朝向母体的前或后方,再决定肩前位或肩后位。如胎头在母体的右侧,肩胛骨朝向后方,则为肩右后位。肩先露部与骨盆不可能很好地衔接,故小肢体容易脱垂,如胎手已脱出阴道口外,可用握手方法鉴别时左手或是右手。检查者只能用同侧手与胎儿手合握,即左手与左手合握,右手与右手合握。如阴道检查发现先露部为小肢体,应尽可能将手与足、肘与膝、肩与臀等加以区分。足与手最明显的区别是足有足跟,足掌与其连接部小腿呈垂直线,足趾短而较整齐,趾间不易张开,趾部与掌部不能靠拢,拇指亦不能与其他四趾靠拢。而手指长而不齐,指间易张开,指部与掌心能靠拢,拇指与其他四指亦可靠拢。肘部较小,沿肘部向上可触到肩部;膝部较大,沿膝部向上可触及臀部。在肩部上方可触到腋窝,其闭锁的一侧为胸部肋骨;在臀部则可触到胎儿的外生殖器及肛门。

根据以上特点,不难将各部位加以鉴别。

4.超声检查　初产妇腹壁厚而紧者,在临产前往往触摸不清胎位,而又未具备阴道检查的条件,致使诊断发生困难,此时可做超声检查以明确诊断。

5.临床特点

(1)横位的先露部为肩,对宫颈口及子宫下段的贴合不均匀,常易发生胎膜早破及宫缩乏力。

(2)胎膜破后,羊水外流,胎儿上肢或脐带容易脱垂,导致胎儿窘迫,以致死亡。

(3)临产后,随着宫缩增强,迫使胎肩下降,胎肩及胸廓的一小部分挤入盆腔内,肢体折叠弯曲,颈部被拉长,上肢脱出于阴道口外,但胎头及臀部仍被阻于骨盆入口上方,形成所谓嵌顿性横位或称忽略性横位子宫收缩继续增强而胎儿无法娩出,子宫上段逐渐变后,下段变薄、拉长,在上下两段之间形成病理性缩复环。产程延长后,此环很快上升达脐上,此时做检查可在子宫下段发现固定压痛点,并可能发现产妇有血尿,这些表现均属于先兆子宫破裂的临床征象,如不及时处理,随时可发生子宫破裂。

(4)有时由于分娩受阻过久,宫缩可变的越来越弱,间隔时间越来越长,直至子宫呈麻痹状态,对此情况若缺乏认识,任产程继续延长,可能导致宫腔严重感染,危及母儿生命。

【预防及处理】

建立健全妇女保健组织,加强孕期保健及产前检查,避免生育过多,是减少横位的关键。

1.妊娠期　妊娠30周以后仍为横位或斜位者,可采用膝胸卧位、仰卧臀高位或艾灸至阴穴,促使胎儿自行转为头先露。如未成功,可试行腹部外倒转术转成头先露,并包裹腹部固定胎儿为纵产式。若外倒转术失败,妊娠近足月应提前在35～38周住院,住院后重点监护临产征兆及胎膜早破,行选择性剖宫产。无条件住院者,需与产妇和家属说明出现胎膜早破或临产现象立刻来院。

2.分娩期

(1)对伴有产科指征,如头盆不称、前置胎盘、有难产史,应于临产前或临产初期行剖宫产。

(2)对无其他产科指征者,于临产初期子宫颈口未扩张,胎膜未破,而子宫壁又较松弛者仍可试行外倒转术,如不成功则考虑行剖宫产。

(3)产妇已临产若干小时,即不宜再试行外倒转术,应根据情况进行处理:①宫颈口扩张不大或有脐带脱垂、胎心尚好者,应立即剖宫产术。②若系经产妇,胎膜刚破不久,子宫腔内羊水尚未流尽,宫颈口已开全或近开全,胎心音好,仍以选择剖宫产为妥。除非在无剖宫产条件或不能及时转送时,方可考虑由有经验的医生可行内倒转术,将胎儿转为臀先露后,待宫口开全如胎心好则行臀先露助产术,如胎心异常即进行臀先露牵引术。

(4)如羊水流尽,或已有先兆子宫破裂或子宫已部分破裂者,无论胎儿是否存活,绝不能再经阴道进行操作,应立即行剖宫产术。如发现宫腔感染严重,可根据患者的年龄、有无再次生育要求及术中情况,考虑一并将子宫切除。

(5)胎儿已死,胎肢脱出于阴道,而无先兆子宫破裂,宫颈口以开全,可在硬膜外麻醉或乙醚麻醉下行断头术,亦可考虑内倒转术。断头或除脏术遇到困难时也应改行剖宫产术。

(6)若子宫已破裂,应紧急剖宫产挽救胎儿。如裂口较完整,破裂时间不超过12小时,要求保留子宫者,可行修补术并置引流。破裂已超过12小时且有感染可能者,应行子宫切除,以挽救母体生命。如破裂已超过24小时,产妇处于休克状态,伴有感染因素,此时应严密观察,除外内出血,应予输血、静脉输注大量抗生素,待休克初步得到纠正后再行剖腹术处理。

(7)如已肯定胎儿有畸形者,可在宫口开大5cm后行内倒转术,将胎儿一条腿牵出宫颈转为臀先露后使胎臀压迫宫颈,待宫颈开全后经阴道分娩。

凡准备由阴道手术分娩者,术前必须仔细检查有无子宫先兆破裂或部分子宫破裂的症状和体征。如果腹部检查时,下腹部一侧有明显的压痛或见暗红色血液自阴道流出时,很可能是子宫部分破裂,应立即行剖宫产术。

凡经阴道手术分娩者,术时严格消毒,注意宫缩情况,预防出血与感染,术后应常规探查宫腔,若发现子宫已破裂,须经腹修补或行子宫切除术;若有宫颈撕裂,应及时缝合,并应注意子宫收缩情况,预防产后出血及感染,产后给予抗生素。如发现有血尿,或怀疑膀胱受压过久时应放置保留尿管两周,以防发生尿瘘。

九、复合先露

肢体在先露旁,与先露同时进入骨盆者,称为复合先露。临床少见,发生率约为1/771。早产时发生复合先露者较足月产高2倍。一般为胎儿以手或一前臂沿胎头脱出,形成头与手复合先露。头与足、臀与手复合先露者均极少见。

【病因】

当胎儿先露部不能完全填充骨盆入口,至先露部周围留有空隙,即可能发生胎儿小肢体(上肢或下肢)自先露部之旁侧滑脱下来成为复合先露。复合先露常发生于较低体重胎儿、早产儿或发育不佳儿,因其先露未能将骨盆入口面全部占据,使肢体有机会脱垂于先露旁形成复合先露,故早产儿发生复合先露两倍于足月儿。骨盆狭窄、头盆不称、羊水过多、双胎、胎头入盆晚等也是诱发复合先露的原因。臀先露外倒转术操作不当亦可引起复合先露。Ang 1978 年报道 2 例外倒转术后发生复合先露,1 例为足与头,另 1 例为双足及一手与头,两例均以足与头为先露,这是外倒转术后复合先露的特点,是较少见的。

【诊断】

骨盆大,胎儿小,虽以头与手为先露,产程仍可能表现正常。足月儿无论有无头盆不称存在,复合先露本身即可导致分娩困难,产程可表现异常。临床多表现为第二产程延长。阴道检查若发现胎先露旁侧有肢体,可明确诊断。常为头与手复合先露,在胎头旁叩及小手。

注意臀先露及横位鉴别。臀先露时,如臀与足同时入盆,则叩及足旁为臀。肩先露(横位)时,肢体旁为肩部而非胎头。

【对母儿的影响】

复合先露及早发现并处理及时者多可自然分娩。如仅有胎手露于胎头旁侧者多能顺利分娩,但如上臂脱出或下肢与胎头同时入盆,则可阻碍胎头下降,导致梗阻性难产,若未做及时恰当的处理,可威胁母儿生命,致子宫破裂、胎儿窘迫甚至死亡。复合先露的围生儿死亡率可达 25%,胎儿主要由于早产、脐带脱垂、产时损伤或因产程延长、胎儿缺氧以致死亡。

【处理】

发现复合先露后,首先应查明原因,根据情况处理。

1.有学者认为,若产程进展正常,对脱垂的肢体可不予理会,往往可以自行回纳,不妨碍分娩。但也有医生主张在阴道检查确诊后立即将胎肢回纳,越早越好,因为肢体所在位置越高越易回纳。还纳肢体时动作应轻柔,不能勉强,待肢体还纳入宫腔后,立即下推宫底,促使胎头下降,以防肢体再度脱出。此后,可待其自然分娩或产钳助产。

2.若肢体还纳失败,阻碍分娩,产程停滞,或脐带脱垂、胎儿窘迫,以及宫颈扩张不大、胎头较高时应立即剖宫产终止妊娠。

十、胎儿发育异常性难产

胎儿过度发育成为巨大胎儿,常可导致难产;胎儿畸形或胎儿生长肿瘤也可导致难产,但较为少见。

（一）肩难产与巨大儿

巨大儿根据其体型特点分为两型：①均称型：胎儿各部分均匀、成比例增大，常见于过期妊娠、多产妇或父母体格高大者；②非均称型：胎儿肩部增大为主，多见于妊娠期糖尿病或糖尿病合并妊娠。后者发生肩难产的风险较高。

【定义】

胎头娩出后，胎儿前肩被嵌顿于耻骨联合上方，用常规助产手法不能娩出胎儿双肩，称为肩难产。

国外报道肩难产的发病率为 0.15%～0.60%。有学者报道的发病率为0.15%。尽管肩难产的发病率不高，但可引起母体宫颈撕裂及子宫破裂。新生儿方面如颅内出血、窒息、臂丛神经损伤、锁骨骨折、肺炎，甚至新生儿死亡等。产科医生应该熟悉各种解决肩难产手法的步骤，由易而难避免给胎儿带来严重损害。

【病因】

肩难产发生于巨大儿和过期儿的原因，可能是由于胎儿体重过度增加，躯体（特别是胸部）的生长速度较胎头生长速度为快。正常大小的足月新生儿最大头围应大于最大胸围，但在巨大儿是胸围最大。故在儿头娩出后，前肩即被嵌顿于耻骨联合后，发生肩难产。

头盆不称可能是促发肩难产的另一因素，特别是扁平型骨盆，尤易发生肩难产。学者报道，肩难产中体重低于 4000g 者 12 例，其中 3 例为扁平型骨盆。Davis 指出，有 50% 的肩难产发生在正常体重胎儿的分娩。有时，使用产钳或胎头吸引器助产快速娩出较大的胎头，但却不能娩出较大的胎肩，即发生肩难产。

【临床表现及诊断】

肩难产者多数为巨大儿或过期儿，因此，对胎儿体重的估计十分重要。凡产程延长，特别是活跃晚期延长及第二产程延长、胎头娩出困难，应警惕发生肩难产。

若胎头娩出较快，胎头较大，胎头娩出后颈部回缩，胎头亦随胎颈向阴道内回缩，使胎儿颏紧紧压向会阴部，无法使胎肩娩出，特别是估计胎儿过大，或骨盆狭窄者，应诊断为肩难产。

【处理】

肩难产发生突然，胎头已娩出，胎肩被嵌顿，胎胸受压，使胎儿不能呼吸。使用暴力牵拉胎头，造成严重的母儿并发症。正确而快速的处理很重要。助产者须熟悉所有肩难产的处理手法，做好新生儿窒息急救准备，缩短胎头排出至胎体排出的时间对胎儿生命很重要。但暴力牵拉胎头与胎颈或过度旋转胎体对胎儿会造成严重损害。应尽快做一个够大的中侧位会阴切开或双侧会阴切开及给予足够的麻醉,下一步是清洁婴儿鼻子与口腔。并做阴道检查除外连体双胎畸形或胎儿颈、胸或腹部的异常增大,或子宫狭窄环等情况。切不可再宫底加压或强行牵拉胎头,否则会使胎肩嵌顿更紧,并可能损伤臂丛神经。完成以上步骤后,有各种方法或技术用以解除被压在母体耻联下的胎儿的前肩,用下述手法协助胎儿娩出:

1.屈大腿法　协助产妇极度屈曲双腿,尽可能紧贴腹部,双手抱膝或包退使腰骶段变直、脊柱弯曲度缩小,减小骨盆倾斜度。此时骨盆径线虽无改变,但骨盆轴方向的改变使骶骨相对后移,骶尾关节增宽,嵌顿于耻骨联合后的前肩自然松动,适当用力向下牵引胎头,前肩即可娩出。临床实践发现此方法可减小对胎肩的牵拉力,且在肩难产助产中成功率较高,是一种基础助产法,如与其他助产方法一起使用,效果更佳。

2.压前肩法　以手置入阴道,放在胎儿的前肩后,在下次宫缩时将胎肩推向骨盆的斜径,使之能入盆;然后将胎头向下持续牵引以协助胎肩入盆,助手可在腹部耻骨联合上方加压,迫使前肩入盆并娩出。

3.旋肩娩出法　以枕左横位为例,术者右手先置于母体腹部上持续压于胎儿臀部,使胎儿下降,左置于阴道内胎儿后肩之前,压胎儿后肩,使之向逆时针方向旋转180°,此时,胎头由枕左横转为枕右横,原来的后肩已位于耻骨弓下方成为前肩而娩出,而原来的前肩则转为后肩,然后术者再以右手置于母体腹部持续压胎儿臀部,而其左手又置于胎儿后肩之前,加压于后肩,使之向顺时针方向转动180°,胎头转回枕左横位,胎儿之后肩又转回为前肩,于是双肩均娩出。此法之优点在于不用强力牵引,从而减少对胎儿的损伤。

4.牵引后臂娩后肩法　助产者将手沿骶骨伸入阴道,胎背在母体右侧者用右手,胎背母体左侧者用左手,握住胎儿后上肢,保持胎儿肘部屈曲的同时,上抬肘关节,沿胎儿胸前轻轻滑过,然后抓住胎儿手,沿面部侧面滑过,伸展后臂,娩出胎儿后肩及后上肢。后肩娩出后,双肩旋至骨盆斜径上,前肩松动入盆,轻轻牵拉胎头即可娩出前肩。操作时应注意保护会阴,否则易造成会阴Ⅲ度裂伤。

5.把患者转为"四肢着床"位　可增加骨盆前后径,通过转动及重力作用有利于解除嵌顿,经轻轻向下牵拉而娩出后肩。

6.Zavanelli助娩法　将胎头转成枕前位或枕后位,使胎头俯屈并缓慢将其还纳回阴道,并紧急行剖宫产娩出胎儿。该方法一般在上述方法均失败时使用,至今对此法评价不一。若失败则母婴并发症严重,甚至导致胎儿死亡。

7.断锁骨法　用剪刀和其他器材折断锁骨,由下而上,避免损伤肺部。这只用于死亡的胎儿,但当以上各种方法失败后在紧急情况时可用于活胎,注意用于活胎时最好用手挑断锁骨,增强产妇及家属的依从性。

8.耻骨联合切开术　　这也被成功的使用。Hartfeid 于 1986 年曾描述过有关技术。

【预测和预防】

由于肩难产对母婴危害较大,故预测及预防极为重要,在妊娠期准确估计胎儿体重占首要地位,但目前尚无满意的产前准确预测巨大儿的方法。

1.病史及全身情况:有巨大胎儿分娩史者,或有肥胖、糖尿病者,或妊娠期孕妇体重增长超过 20kg 者,应考虑有分娩巨大胎儿之可能。

2.腹部检查:腹部明显膨隆,宫高明显大于相应孕周,且先露部常不入盆而高浮。需注意与双胎、羊水过多相鉴别。

根据宫高、腹围估计胎儿体重,预测巨大儿的公式较多,但符合率均不太高,以下公式可参考:

(1)估计体重＝－2700＋123×宫高＋20×腹围:预测巨大儿符合率为 63.1％;

(2)估计体重＝2900＋0.3×宫高×腹围:预测巨大儿符合率为 77.4％;

(3)宫高＋腹围≥140cm:预测巨大儿符合率 57.3％。

3.B 超检查:不但可预测巨大儿,尚可排除双胎、羊水过多及某些胎儿畸形。

(1)胎儿双顶径≥100mm 者,可能为巨大儿。

(2)B 超测量胎儿腹围≥360mm 者,预测巨大儿灵敏度为 74.7％～87.8％。

(3)胎儿肱骨软组织厚度(HSIT)包括胎儿肱骨头处皮肤、皮下脂肪和肌肉等成分,与胎儿体重密切相关。研究发现,若 HSTT≥11mm,预测巨大儿的灵敏度为 91.30％,特异度为 95.61％。B 超测量胎儿 HSTT 预测巨大儿的方法简便、实用、准确性比较好。

4.凡产程延长,尤其是活跃期及第二产程延长,应警惕肩难产,骨盆狭窄、扁平骨盆、骨盆倾斜度过大、耻骨弓过低的产妇应也应预防肩难产的发生。

5.常规助产时胎头娩出后,切勿急于协助进行复位和外旋转,嘱产妇屏气,使胎肩自然下降,当完成外旋转后,胎儿双肩径与骨盆出口前后径一致,再协助娩肩。

(二)胎儿畸形与难产

胎儿若合并脑积水、无脑儿、巨腹症、联体双胎等畸形,亦可导致难产的发生。

(三)胎儿附属物异常与难产

脐带缠绕、脐带过短可能牵拉胎儿导致先露下降受阻,前置胎盘阻挡胎先露或导致胎方位异常而导致难产的发生。

当脐带缠绕、扭转、打结、过短引起胎儿供氧障碍,出现胎儿窘迫,羊水污染,常常成为急诊剖宫产结束分娩的重要原因。

第四节　难产的诊断与处理

决定分娩的四大因素是产力、产道、胎儿及精神心理因素,其中任何一个或几个因素异常即可能导致分娩进程受阻而发生难产。常发生于头先露的难产称为头位难产。随着妇幼保健工作的开展,臀先露、横位的发生率大大减少,致头位难产在难产中所占的比例增加。据 1980 年全国 15 各单位协作调查,头位难产占分娩总数的 12.56%,占难产总数的 69.12%,学者报道,1987 年至 1997 年头位分娩占分娩总数的 97.02%,头位难产占分娩总数的 15.70%,占难产总数的 83.62%。难产尤其头位难产若处理不当,可给母儿带来严重危害。因此,产科工作者应当综合分析分娩的四大因素,及时正确地诊断难产并给予恰当的处理,防止母儿并发症的发生。

【难产的因素及其相互间的关系】

导致难产的因素虽不外影响分娩的产力、产道与胎儿三方面的异常,但此三方面又各有不同情况所造成的不同影响,如产力异常方面有原发性子宫收缩乏力与继发性子宫收缩乏力,产道方面有骨产道与软产道的异常,胎儿方面不仅有发育方面的异常(包括过度发育与畸形),还有胎位方面的异常。所有这些异常既可以单独存在,又可以相互影响,其影响不仅可以发生于异常者之间,如胎儿发育异常与骨盆异常等,亦可发生于正常与异常之间,如胎儿发育正常与重度骨盆狭窄等。更值得注意的是有些异常并不明显,如轻度骨盆狭窄、头位异常等,其诊断与处理之正确与否,往往建立于医生对此类情况之基本要领与定义的认识与熟悉,如必须了解轻、中、重度骨盆狭窄的区分标准,枕后位之不同于持续性枕后位等。临床上由于医、护、助产士不能明辨影响分娩因素之正常与异常界限而诊治失当者,主要即在于对所遇情况的基本概念与定义认识与熟悉不足,此在难产因素及其间关系的判断上尤为重要。

【头位难产的诊断】

明显的胎儿发育异常、胎头位置异常及骨盆狭窄常在临产前容易发现,而临界性异常(如骨盆临界狭窄)及产力异常往往在临产后出现分娩受阻,需要耐心细致地观察产程。善于发现早期异常表现,才能得到及时的诊断及正确的处理。头位难产的诊断应注意以下方面:

1.病史　仔细询问产妇既往内科、外科病史,以及是否有佝偻病、骨质软化症、脊髓灰质炎、严重的胸廓或脊柱变形、骨盆骨折病史,曾有剖宫产、阴道手术助产、反复发生臀先露或横位的经产妇、死胎、死产、新生儿产伤等病史。

2.全面检查产妇情况　了解产妇思想状态,对妊娠及分娩的认识。全身体检特别要注意心、肺、肝、肾等重要器官情况,测量血压、脉搏、呼吸、体温,了解有无妊娠并发症和内、外科合并症,有无脱水、酸中毒,以及排尿、排便情况。若仅注意产科情况而忽略产妇全身情况常会造成诊断和处理上的重大失误,给母儿带来严重危害,故应引起产科医务人员的高度重视。

3.仔细检查产科情况

(1)产道:临产前应仔细检查孕妇产道包括骨产道和软产道是否有明显异常,以决定行选择性剖宫产或阴道试产。有学者按骨盆狭窄程度进行评分,临界性骨盆狭窄可经阴道试产,但应严密观察在良好宫缩情况下的产程进展,根据分娩进展情况决定处理措施。

(2)胎儿:临产前应尽量准确估计胎儿体重,除了测量宫高、腹围外,还应做 B超测量胎儿径线(如双顶径、头围、腹围、股骨长、肱骨软组织厚度等),尽量使估计的胎儿体重相对较准确些。产程中注意观察胎头下降情况及胎方位情况,还应加强胎儿监护,及时正确诊断胎儿窘迫。

(3)产力:分娩中产力多数表现正常。但若有胎头位置异常、胎儿过大、羊水过多及骨盆异常,以及某些软产道异常也可影响子宫收缩力。此外,精神因素的影响也不容忽视。

子宫收缩力可借腹部叩诊或宫缩检测仪了解宫缩频率、持续时间、强弱及宫缩的有效强度而分为强、中、弱三等,"强"指正常的强宫缩,为有效宫缩,与宫缩虽强而无效的强直性宫缩不同;"中"为一般正常宫缩;"弱"指微弱宫缩,包括原发性、继发性宫缩乏力及宫缩不协调等效能差或无效的子宫收缩。

4.头位分娩评分的临床应用　有学者提出头位分娩评分法,系将骨盆大小、胎儿体重、胎头位置及产力强弱四项评分相加综合判断,以帮助助产者决定处理时参考。四项评分总和≥13 分者为正常,≥10 分者可以试产。

有学者的研究表明:头位分娩评分总分 10 分为头位难产分娩方式的一个分界线。10 分中剖宫产占 59.5%,11 分中剖宫产只有 6.1%,12 分以上基本都可阴道分娩。可见 10 分及以下者多考虑剖宫产分娩。

若产妇尚未临产,则根据骨盆大小及胎儿体重两项评分之和(头盆评分)进行判断,头盆评分≥8 分者为头盆相称,6~7 分为轻微头盆不称,≤5 分为严重头盆不称。头盆评分≥6 分可以试产,评分 5 分者若系骨盆入口问题可予以短期试产,否则以剖宫产为宜。

5.产程图监测分娩进展　　20 世纪 50 年代 Friedman 提出以产程图监护产程，70 年代末国内开始应用简易产程图监测分娩进展。产程图可直接及时反映产程进展情况,适用于每位产妇的产程监测。当出现产程图异常如宫颈扩张或胎头下降延缓或停滞时,应做进一步检查并进行综合分析,及时诊断头位难产。

【处理】

1.选择性剖宫产　　头位分娩在临产前决定做选择性剖宫产者不甚容易,只有符合以下条件者予以考虑:

(1)足月妊娠具有绝对性狭窄骨盆或明显畸形、歪斜骨盆。

(2)胎头高直后位、颏后位、额先露等。

(3)头盆明显不称,头盆评分≤5 分者需做选择性剖宫产。然入口面头盆评分 5 分者、枕前位、产力正常或强、总分仍可达到 10 分,有阴道分娩的可能,可以短期试产。但出口面若总评分为 10 分者,最好还是实行剖宫产。

(4)联体双胎、双头畸形在临产前即可经 X 线摄片或超声显像做出诊断,此类无存活可能的畸形即使予以毁胎也难经阴道娩出,且可并发母体软产道严重损伤,多选择剖宫产,其目的是保护母体。若畸胎有存活可能者更应经剖宫产娩出。

2.临产过程中考虑做剖宫产

(1)严重胎头位置异常如高直后位、枕横位中的前不均倾势、额位及颏后位。这些胎位往往在宫颈口扩张 3～5cm 后,经阴道检查证实。高直后位体征明确,一旦证实即可做剖宫产;但枕横位中的前不均倾势体征不如高直后位明确,有怀疑时尚需要观察一段时间,随着胎头继续侧屈,矢状缝继续后移,体征逐渐明确,诊断方能成立并选择剖宫产结束分娩;额位时也可观察一段时间,因额位有向面位及枕先露转化的可能,可短期试产。若持续于额位则需考虑剖宫产;颏后位时除非胎儿较小,产力强,胎头达盆底后有可能转成颏前位娩出,如持续于颏后位则需做剖宫产术。

(2)临产后产程停止进展,检查有明显头盆不称。

(3)经过积极处理宫颈始终未能开全。

(4)胎头始终未能衔接者,特别要警惕由于颅骨过分重叠及严重胎头水肿所造成的胎头业已衔接的假象。

(5)子宫收缩乏力,经积极治疗后仍无进展。

3.试产　　除因绝对指征选择性剖宫产者外,头先露的初产妇一般均应试产,尤其骨盆入口面临界性或轻度狭窄更应给予充分试产的机会。试产过程中应有专人守护,严密观察产程进展。试产过程中严格按照产程图进行观察和处理非常重要。中骨盆-出口狭窄试产应特别慎重,若产程中处理不当,勉强经阴道助产分娩或阴道助产失败后再做剖宫产对母儿均极为不利,容易发生分娩并发症。因此,若发现中骨盆-出口狭窄,剖宫产指征应当适当放松。

(1)一般处理:应给产妇提供舒适的待产环境,减少对分娩的恐惧心理,消除精神紧张。注意改善产妇全身情况,对疲乏不能进食者,可静滴 5%～10% 葡萄糖液、维生素 B_6、维生素 C 或(和)电解质。产妇宜左侧卧位,以改善胎儿、胎盘循环,防止仰卧位低血压。产程中应随时排空膀胱,若出现尿潴留,应给予导尿并警惕发生滞产。

(2)产程图异常的处理

1)潜伏期异常:有潜伏期延长倾向(超过正常平均值即≥8 小时)时应处理。首先应除外假临产,若确已临产可予以哌替啶 100mg 或地西泮 10mg 肌内注射,纠正不协调性子宫收缩,当宫缩协调后常可很快进入活跃期。若用镇静剂后宫缩无改善,可加用缩宫素,观察 2～4 小时仍无进展,则应重新评估头盆关系,若有头盆不称应行剖宫产,以免延误处理导致滞产,危害母儿安全。

2)活跃期宫颈扩张延缓或停滞:首先应做阴道检查了解骨盆情况及胎方位,若无明显头盆不称,可行人工破膜加强产力,促进产程进展。严重的胎头位置异常,如高直后位、前不均倾位、额位及颏后位等应立即行剖宫产术。若无头盆不称及无严重胎位异常,可用缩宫素加强宫缩,观察 2～4 小时产程仍无进展,或进展欠满意(宫颈扩张率＜1cm/h)应行剖宫产。

3)胎头下降延缓或停滞:第一产程末或第二产程胎头下降延缓或停滞,提示胎头在中骨盆遇到阻力,也应及时做阴道检查,了解中骨盆及出口情况,有无宫颈水肿,胎方位及胎头下降水平,胎头水肿及颅骨重叠情况,若无头盆不称或严重胎位异常,可用缩宫素加强宫缩;若为枕横位或枕后位可试行徒手将胎头转为枕前位,待胎头下降至≥+3,宫颈开全后行产钳或胎头吸引器助产,若徒手转胎方位失败,胎头仍持续在+2 以上,应行剖宫产术。

【临床特殊情况的思考和建议】

1.产科临床使用哌替啶、地西泮等药物的问题　产科临床常使用哌替啶、地西泮等药物以鉴别是否临产,或纠正不协调子宫收缩,或用于促进宫颈软化而促进宫颈扩张,增强子宫收缩力。但由于其对胎儿的呼吸抑制作用往往在用药后 2 小时达峰值,以前主张估计胎儿 6 小时内不分娩可以使用,现在认为估计胎儿 4 小时内不分娩可以使用,且最好在潜伏期使用。使用后可能有胎动减少,或电子胎心监护显示基线较平,一般不会增加胎儿宫内窘迫及新生儿窒息的发生率。

2.米索前列醇用于引产及加强宫缩问题　米索前列醇与米非司酮合用可终止49天内早孕。但由于前者对子宫的强力而有效的收缩作用,大量文献报道可用于中晚期妊娠引产及加强产程中子宫收缩,并取得了良好的效果。与缩宫素相比较,该药加强子宫收缩的作用比缩宫素强,促宫颈成熟作用比缩宫素明显,但更容易引起强直性子宫收缩。因此,用在晚期妊娠引产及加强宫缩时容易导致胎儿宫内窘迫及胎死宫内,或子宫强直性收缩而引起子宫破裂、羊水栓塞等严重并发症。故多数学者不主张在晚期妊娠引产及产程中加强宫缩时使用。

3.持续性枕后位、枕横位的诊断时机问题　枕后位、枕横位并非异常胎方位。临产后如果骨盆正常,胎儿不大,产力正常,80%的枕后位、枕横位可以向前旋转成枕前位而经阴道分娩。如果有骨盆狭窄,胎儿较大,或产力异常,胎儿在骨盆内的旋转因此而受阻,难以转成枕前位。所以,只要是由于胎头向前旋转受阻,产程图提示胎头下降停滞2小时及以上,经处理(如人工旋转胎头等)无效,即可诊断为持续性枕后位及持续性枕横位而行剖宫产,不需要试产到宫口开全。

4.臀先露后出头的娩出困难问题　若因胎头仰伸而不能进入骨盆,且不可强行牵引使仰伸加剧,此时,助手可在耻骨联合上方加压,协助胎头俯屈,而术者的手在阴道内不宜钩住胎儿口腔,以防胎儿下颌关节损伤,可将食指及中指放置胎儿颧骨部位,向外、向上加以牵引娩出胎头。

第六章　妊娠合并症

第一节　妊娠合并心脏病

妊娠合并心脏病(包括妊娠前已有心脏病及妊娠后发现或发生心脏病)是孕产妇死亡的重要原因,在我国占孕产妇死亡原因第二位,我国 1992 年报道其发病率为 1.06%,主要类型有先天性心脏病、风湿性心脏病、妊娠期高血压性心脏病、围生期心肌病等。

【病理生理】

1.对母亲的危害性　妊娠后血容量的增加以及血流动力学的急剧变化大大加重心脏的负担,在妊娠 32～34 周、分娩期及产后 3 日内是全身血液循环变化最大、心脏负担最重的时期,极易诱发心力衰竭和心律失常,严重者甚至造成死亡。妊娠合并心脏病对孕妇的主要影响为心力衰竭、亚急性感染性心内膜炎、缺氧、发绀,静脉栓塞和肺栓塞。

2.对胎儿的危害性　不宜妊娠的心脏病患者一旦妊娠或妊娠后心功能恶化者,流产、早产、死胎、胎儿生长受限、胎儿窘迫及新生儿窒息的发生率均明显增高。一部分先天性心脏病与遗传因素有关。

【诊断】

1.妊娠合并心脏病的诊断

(1)病史:妊娠前有心悸、气急或心力衰竭史;体检曾被诊断有器质性心脏病;曾有风湿热病史。

(2)症状:有劳力性呼吸困难、经常性夜间端坐呼吸、咯血、经常性胸闷胸痛等。

(3)体征:以下体征提示有心脏病。①发绀、杵状指、持续性颈静脉怒张。②心脏听诊有舒张期杂音或Ⅲ级或Ⅲ级以上全收缩期杂音,性质粗糙。③有心包摩擦音、舒张期奔马律、交替脉。

(4)X 线、心电图及超声心动图的改变:X 线提示心脏显著扩大;心电图有严重的心律失常,如心房颤动、心房扑动、三度房室传导阻滞、ST 段及 T 波异常改变等;超声心动图显示心腔扩大、心肌肥厚、瓣膜运动异常、心内结构异常。

2.心功能分级 纽约心脏病协会(NHYA)1994 年开始采用以下两种并行的心功能分级方案。

(1)依据患者对一般体力活动的耐受程度,将心脏病患者心功能进行分类。

Ⅰ级:一般体力劳动不受限制。

Ⅱ级:一般体力劳动略受限制,休息时无症状,活动后心悸、轻度气短。

Ⅲ级:一般体力劳动显著受限,休息时无不适,轻微日常工作即感不适、心悸、呼吸困难,或既往有心力衰竭史。

Ⅳ级:不能进行任何活动,休息时仍有心悸、呼吸困难等心力衰竭征象。

(2)根据心电图、负荷试验、X 线、超声心动图等客观检查结果,评估心脏病的严重程度。

A 级:无心血管病的客观依据。

B 级:客观检查表明属于轻度心血管病患者。

C 级:属于中度心血管病患者。

D 级:属于重度心血管病患者。

【处理】

1.心脏病 育龄妇女应行孕前咨询,明确心脏病类型、病变程度、心功能状态,并确定能否妊娠。

2.妊娠期处理

(1)凡妊娠 3 个月以内有以下情况者应考虑人工流产终止妊娠。①心功能Ⅲ级或Ⅲ级以上者。②以往有心力衰竭史或伴有严重内科合并症。③肺动脉高压者。④慢性心房颤动。⑤高度房室传导阻滞。⑥并发细菌性心内膜炎。⑦先天性心脏病有明显发绀或肺动脉高压者。⑧活动性风湿热。妊娠 12 周以上者应与内科医师配合,严格监护下行钳刮术或中期引产。

(2)对于继续妊娠者,应注意以下几方面:①充分休息,避免过劳及情绪过度激动。②妊娠期应适当控制体重,整个妊娠期体重不超过 10kg,高蛋白、高维生素、低盐、低脂肪饮食。③定期进行产前检查,妊娠 20 周前,每 2 周产前检查 1 次,妊娠 20 周后每周 1 次。检查内容除针对产科情况外,还应判断心脏病的性质和心功能的分级。④及时发现心力衰竭早期症状,如轻微活动后即出现胸闷、心悸、气短;休息时心率每分钟超过 110 次,呼吸每分钟超过 20 次;夜间经常因胸闷而坐起呼吸,或到窗口呼吸新鲜空气;肺底部出现少量持续性湿啰音。⑤预防感染,尤其是上呼吸道感染;纠正贫血;治疗心律失常;防治妊娠期高血压疾病和其他合并症及并发症。⑥住院治疗,心功能Ⅲ级或Ⅲ级以上者,应立即住院治疗,心功能正常者应在预产期前1~2周住院待产,未临产的心力衰竭患者应先住人内科病房处理,待病情稳定,临近预产期可转入本科待产。⑦选择性剖宫产术,由于子宫下段剖宫产术是一种较为安全的分娩方式,因而对于心脏病患者,可就其骨盆情况、胎儿大小及其病情做出综合判定,估计从阴道分娩有一定困难者,可在胎儿成熟后尽早行选择性剖宫产术娩出胎儿,避免进入产程后的血流动力学变化更加加重病情,有心力衰竭者可在心力衰竭控制的情况下进行。

3.分娩期处理

(1)第一产程:首先应根据患者的子宫颈评分情况、胎儿大小、骨盆情况及其病情综合评估决定分娩方式,估计胎儿短期内可从阴道分娩者,可行阴道试产,其间监测生命体征和心力衰竭征象;估计短期间不能经阴道分娩者,宜在控制心力衰竭的情况下尽早行剖宫产术。非产科因素的剖宫产指征有:主动脉根部扩张>45mm的马方综合征,分娩期使用华法林、突发血流动力学恶化、严重的肺动脉高压和严重的主动脉狭窄。

(2)第二产程:以缩短产程为原则。

1)宫颈口开全后应避免产妇用力屏气增加腹压,应行会阴侧切术、胎头吸引或产钳助产术。

2)胎儿娩出后,立即用沙袋压迫腹部,防止腹压骤降而导致心力衰竭,24小时后去除沙袋。

3)产后酌情肌内注射地西泮。

(3)第三产程:继续严密监测生命体征和心力衰竭征象,对于宫缩不良者可用缩宫素10~20U,禁用麦角新碱,以防静脉压增高。

4.产褥期处理

(1)继续严密监测患者生命体征和心力衰竭征象。

(2)保证产妇充分休息。

(3)继续应用广谱抗生素预防感染,直至产后1周左右,无感染征象时停药。

(4)心功能Ⅲ级以上者不宜哺乳。

(5)产前、产时有心力衰竭者,产后继续用强心药。

(6)产后至少住院2周,如无心力衰竭,一般情况尚好,可酌情提前出院。

(7)不宜妊娠者,应严格避孕或行绝育术。

第二节　妊娠合并病毒性肝炎

病毒性肝炎为多种病毒引起的以肝脏病变为主的传染性疾病,致病病毒包括甲型(HAV)、乙型(HBV)、丙型(HCV)、丁型(HDV)和戊型(HEV)五种病毒。妊娠合并病毒性肝炎的发病率为 $0.8\%\sim17.8\%$,以乙型肝炎最为常见,可发生于妊娠的任何时期。

【妊娠对病毒性肝炎的影响】

妊娠不增加对肝炎病毒的易感性,但妊娠期新陈代谢率高,营养消耗增多,肝脏负担加重,易使病毒性肝炎病情加重、复杂,增加诊断和治疗的难度,妊娠期限越晚,越易发展成为重症肝炎。

分娩期间,由于体力消耗、出血、缺氧等引起代谢障碍,导致肝细胞缺血坏死。分娩后 $1\sim3$ 天,部分患者的肝功能进一步下降,多 DIC 产后 2 周肝功能恢复正常。

【病毒性肝炎时妊娠的影响】

1.对母体的影响　妊娠早期合并病毒性肝炎,可使早孕反应加重,晚期合并肝炎,可使妊娠期高血压疾病的发病率增加。分娩时,因凝血因子合成减少,易发生产后出血;若为重症肝炎,常并发 DIC,出现全身出血现象,直接威胁母婴生命。

2.对胎儿的影响　妊娠合并病毒性肝炎使流产、早产、死胎、死产、胎儿畸形的发生率明显增高,新生儿患病率和死亡率也增高;围生期感染的婴儿,一部分将转为慢性病毒携带状态。

3.传播方式　甲型肝炎病毒(HAV)及戊型肝炎病毒(HEV)主要通过分娩过程中接触母血、吸入羊水或受粪便污染而感染,不能通过胎盘屏障传给胎儿;乙型肝炎病毒(HBV)主要通过宫内传播、产时传播及产后接触母乳及母亲唾液等途径传播;丙型肝炎病毒(HCV)在母婴间垂直传播率 $4\%\sim7\%$,妊娠晚期感染丙肝病毒,约 2/3 发生母婴传播;丁型肝炎病毒(HDV)通过体液、血行或注射途径传播,需同时有乙型肝炎病毒感染。

【诊断】

1.病史　有与病毒性肝炎患者密切接触史,半年内有输血、注射血制品史。

2.潜伏期　甲型肝炎为 $2\sim7$ 周;乙型肝炎为 $1.5\sim5$ 个月;丙型肝炎为 $2\sim26$ 周;丁型肝炎为 $4\sim20$ 周;戊型肝炎为 $2\sim8$ 周。

3.临床表现　患者出现不能用早孕反应或其他原因解释的消化系统症状,如食欲减退、恶心、呕吐、肝区疼痛、乏力等;部分患者有皮肤巩膜黄染、尿色深黄,妊娠早期、中期可触及肝大,肝区触痛或叩击痛。

4.辅助检查

(1)血清谷丙转氨酶增加,血清胆红素增加,尿胆红素阳性。

(2)病原学检查:甲型肝炎抗体(抗 HAV-IgM)、丙型肝炎抗体(抗 HCV-IgM)检查,以及乙型肝炎病毒的两对半检查(HBsAg、HBsAb、HBcAb、HBeAg 和 HBeAb)。

5.肝炎病毒病原学检查的临床意义

(1)抗 HAV-IgM 阳性:提示甲型肝炎(HAV)急性感染。

(2)抗 HCV-IgM 阳性:提示丙型肝炎(HCV)急性感染。

(3)HBsAg 阳性:HBV 感染标志,见于乙型肝炎患者或病毒携带者。

(4)抗 HBsAb 阳性:提示过去曾感染过 HBV(或行过预防注射)。

(5)抗 HBc-IgM 阳性:提示处于乙型肝炎病毒复制阶段。

(6)HBeAg 阳性:提示血中大量 HBV 存在,目前传染性极强。

(7)抗 HBeAb 阳性:提示处于 HBV 感染恢复期,传染性较弱。

6.妊娠合并急性重症肝炎的诊断要点

(1)消化道症状严重,表现食欲极度减退,频繁呕吐,腹胀,出现腹水。

(2)黄疸迅速加深,血清总胆红素值$>171\mu mol/L$。

(3)出现肝臭气味,肝呈进行性缩小,肝功能明显异常,酶胆分离,白/球蛋白倒置。

(4)凝血功能障碍,全身出血倾向。

(5)迅速出现肝性脑病表现,烦躁不安、嗜睡、昏迷。

(6)肝肾综合征出现急性肾衰竭。

【治疗】

1.轻症肝炎　妊娠期处理原则与非妊娠期是相同的。

(1)注意休息。

(2)加强营养,补充高维生素、高蛋白、足量糖类、低脂肪饮食。

(3)预防感染。

(4)进行护肝治疗,避免使用肝毒性药物。

(5)有黄疸者应立即住院,按重症肝炎处理。

2.重症肝炎

(1)保护肝脏:高血糖素-胰岛素-葡萄糖联合应用能改善氨基酸及氨的异常代谢,有防止肝细胞坏死和促进肝细胞新生的作用。

（2）预防及治疗肝昏迷：口服新霉素或甲硝唑、醋谷胺、六合氨基酸等降低血氨治疗。

（3）凝血功能障碍的防治：补充凝血因子、输新鲜血、凝血酶原复合物、纤维蛋白原、抗凝血酶和维生素 K_1 等。

（4）并发肾衰竭：按急性肾衰竭处理。严格限制入液量，一般每日入量为 500ml 加前一日尿量。呋塞米 60～80mg 静脉注射，多巴胺或山莨菪碱（654-2）静注，扩张肾血管，检测血钾浓度，避免应用损害肾脏的药物。

3.产科处理

（1）妊娠期：妊娠早期若为轻症应积极治疗，可继续妊娠慢性活动性肝炎妊娠后对母儿威胁较大，应适当治疗后终止妊娠；妊娠中晚期，尽量避免终止妊娠，避免手术、药物对肝脏的影响。给予维生素 C 和维生素 K，加强胎儿监护，注意防治妊娠期高血压疾病，经治疗病情仍进展者，考虑终止妊娠。

（2）分娩期：分娩前数日肌内注射维生素 K_1，每日 20～40mg。尽量缩短第二产程，注意防止产道损伤和胎盘残留，减少产后出血情况；对于重症肝炎者，经积极控制 24 小时后迅速终止妊娠，以剖宫产术为宜，术后注意加强宫缩，严密观察，及时对症处理。

（3）产褥期：采用对肝脏损害小的广谱抗生素，控制感染，密切观察病情变化，给予相应的对症处理。母血 HBaAg、HBeAg、抗-HBc 抗体 3 项阳性及后 2 项阳性孕妇，均不宜哺乳。乳汁 HBV-DNA 阳性者不宜哺乳。

第三节　妊娠合并糖尿病

妊娠期间的糖尿病包括两种情况：糖尿病合并妊娠和妊娠期糖尿病。

糖尿病合并妊娠是指在原有糖尿病的基础上合并妊娠者，或者非妊娠期为隐性糖尿病，妊娠后发展为临床糖尿病（即出现糖尿病表现在先，妊娠在后）。

妊娠期糖尿病（CDM）是指妊娠期首次发现或发病的糖尿病（即妊娠在先，出现糖尿病表现在后）。由于从妊娠早期开始胎儿不断从母体中摄取葡萄糖，使孕妇血糖水平低于非妊娠期，随着妊娠进展，葡萄糖代谢率不断增高，所需的胰岛素也相应增加。如果胰岛素分泌相对不足或胰岛素抵抗，则其平衡失调，表现为糖耐量增高甚或糖尿病。大多数 GDM 患者产后糖代谢异常能恢复正常，但 20％～50％将来发展成真性糖尿病，应引起重视。

【病理】

（一）妊娠对糖尿病的影响

1.妊娠期　拮抗胰岛素的激素分泌增多,主要为胎盘分泌的胎盘泌乳素、雌激素、孕激素、肾上腺皮质激素等,故母体对胰岛素的需要量较非妊娠期增加 1 倍,加上胎盘泌乳素的脂解作用,使外周脂肪分解为糖类和脂肪酸,容易发生酮症酸中毒。另一方面,妊娠期由于血容量增加,血液稀释,则有胰岛素相对不足,并且肾小球滤过率增多、肾小管对糖的再吸收减少,使肾排糖阈降低,尿糖增加,易使病情复杂化,影响对胰岛素需要量的正确计算。

2.分娩期　子宫收缩消耗大量糖原、临产后孕妇进食减少,容易发生酮症酸中毒。

3.产褥期　随着胎盘的排出及全身内分泌激素的逐渐下降至非妊娠期水平,胰岛素的需要量随之相应减少,如不及时减少用量,极易发生低血糖症。

（二）糖尿病对妊娠的影响

1.对孕妇的影响　CDM 者妊娠期血糖控制不满意时,常伴微血管病变,其并发妊娠期高血压疾病的概率较普通孕妇高 4～8 倍,子痫及其并发症的发生率亦相应增高。糖尿病患者白细胞存在多种功能缺陷,杀菌作用明显降低,妊娠期、产时及产后容易发生感染,甚至败血症。由于羊水中糖含量增高,刺激羊膜过多分泌羊水,故并发羊水过多者可达 8%～30%,容易发生胎膜早破和早产。胎儿体内糖含量的增高使巨大胎儿的发生率上升,因而手术产率增高。

2.对胎儿的影响　由于孕妇体内葡萄糖可通过胎盘进入胎儿体内,而胰岛素不能通过胎盘,使胎儿长期处于高血糖状态,刺激胎儿胰岛 β 细胞增生,产生大量胰岛素,蛋白质、脂肪合成增加,胎儿体内脂肪聚集,体重增加。同时畸形儿的发生率亦相应增高。另外,糖尿病患者常由于严重的血管病变及产科并发症,子宫胎盘血液循环障碍,死胎、死产发生率增高。胎儿出生后由于母体血糖供应迅速中断,而新生儿自身处于高胰岛素状态,极易发生反应性低血糖,并且由于肺泡表面活性物质不足而并发新生儿呼吸窘迫综合征,新生儿死亡率极高。

【诊断】

糖尿病合并妊娠的诊断不太困难,而妊娠期糖尿病(CDM)患者常无明显症状,有时空腹血糖及尿糖也可正常,诊断容易漏诊、延误治疗。

1.GDM 筛查及诊断

(1)病史和临床表现:典型患者常表现为多饮、多食、多尿及反复发作的外阴阴道真菌感染;常有糖尿病家族史、多囊卵巢综合征、孕前体重>90kg、胎儿出生体重

＞4kg、既往可有不明原因的流产、死胎、死产、巨大胎儿、畸形儿等病史；本次妊娠胎儿偏大或羊水过多者应警惕患糖尿病。

（2）口服葡萄糖耐量实验（OGTT）：妊娠早期空腹血糖 5.1～7.0mmol/L，在24～28周或以后（就诊晚者）直接进行 75g OGTT，不再推荐妊娠期 50g 葡萄糖负荷实验（GCT）。

75g OGTT 诊断标准：口服葡萄糖 75g，测空腹血糖及服糖后 1 小时、2 小时血糖值，分别为为 5.1mmol/L、10.0mmol/L、8.5mmol/L（92mg/dl、180mg/dl、153mg/dl），其中任何一点达到或超过上述标准即诊断为 GDM。

（3）医疗资源缺乏地区，24～28 周检查空腹血糖，若空腹血糖＞5.1mmol/L，可直接诊断为 GDM；空腹血糖＜4.4mmol/L，可暂不做 OGTT；空腹血糖 4.4～5.1mmol/L者，做 OGTT。

2.糖尿病合并妊娠的诊断

（1）妊娠前已确诊为糖尿病患者。

（2）妊娠前未进行过血糖检测的孕妇，存在高危因素，首次检查达到以下任何一项标准应诊断为糖尿病合并妊娠：糖化血红蛋白≥6.5%；空腹血糖≥7.0mmol/L；OGTT 2 小时≥11.1mmol/L；伴有典型的高血糖或高血糖危象症状，同时任意血糖≥11.1mmol/L。

【妊娠合并糖尿病的分期】

White 分类法，有利于估计病情程度、判断预后。

A 级：妊娠期糖尿病。

A1 级：单纯膳食治疗即可控制血糖。

A2 级：需用胰岛素控制血糖。

B 级：20 岁以后发病，病程＜10 年。

C 级：发病年龄 10～19 岁，或病程长达 10～19 年。

D 级：10 岁以前发病，或病程≥20 年，或眼底单纯性视网膜病变。

F 级：糖尿病性肾病。

R 级：眼底有增生性视网膜病变或玻璃体积血。

H 级：并发冠状动脉粥样硬化性心脏病。

T 级：有肾移植史。

【治疗】

处理原则为维持血糖正常范围，减少母儿并发症，降低围生儿死亡率。

1.妊娠期处理

(1)妊娠期监护:严密监护血糖、尿糖及酮体、糖化血红蛋白、眼底检查和肾功能等。妊娠早期、中期采用超声波及血清学筛查胎儿畸形。妊娠 32 周起可采用 NST、脐动脉血流测定及胎动计数等判断胎儿宫内安危。

(2)血糖监测:①推荐每日监测血糖,孕妇每日监测血糖 4 次(空腹及餐后 2 小时)。建议标准:CDM 者餐前≤5.3mmol/L,餐后 1 小时≤7.8mmol/L,餐后 2 小时≤6.7mmol/L;DM 者餐前、睡前、夜间控制在 3.3～5.6mmol/L,餐后血糖峰值在 5.4～7.1mmol/L。②尿糖及酮体测定。③糖化血红蛋白测定:1～2 个月测 1 次,使其控制在≤6%水平,理想水平是≤5.5%。

(3)血糖控制:①饮食控制,低糖低盐,每日能量约 125kJ/kg(30kcal/kg),补充维生素、钙和铁剂,以控制在上述水平且孕妇无饥饿感为宜,辅以适量运动。如血糖仍控制不佳,则需药物治疗。②药物治疗选用胰岛素,常采用速效胰岛素或速效中效混合制剂,应从小剂量开始,根据血糖水平调节。随孕周增加,胰岛素用量应不断增加,高峰时间在妊娠 32～33 周,一部分患者妊娠晚期胰岛素用量减少;产程中,孕妇血糖波动大,应停用所有皮下注射胰岛素,每 1～2 小时检测一次血糖;产褥期,随胎盘排出,体内抗胰岛素物质急骤减少,胰岛素用量应减少至产前的 1/3～1/2,并根据产后空腹血糖调整用量。③妊娠合并糖尿病酮症酸中毒时,应立即给予小剂量胰岛素持续静滴降低血糖,纠正代谢紊乱,补液改善循环血容量和组织灌注,纠正电解质紊乱,去除诱因,酮体转阴后可改为胰岛素皮下注射。

2.终止妊娠

(1)有下列情况者应终止妊娠:糖尿病血糖控制不满意,伴血管病变,合并重度子痫前期,严重感染,胎儿宫内生长受限,胎儿窘迫,胎儿畸形等。

(2)终止妊娠的时间以妊娠 38～39 周为宜,患者应在妊娠 32 周后住院治疗。同时放宽剖宫产指征,手术采用连续硬膜外麻醉,如用局部麻醉则不用肾上腺素。术前给予地塞米松 10mg/d,连续 2 天,以防止发生新生儿呼吸窘迫综合征。并在术前控制血糖在 4.44～6.66mmol/L,基本纠正水电解质紊乱,尿酮阴性。

(3)新生儿均按早产儿处理,因新生儿易发生反应性低血糖,故应于娩出后 30 分钟开始定时喂服葡萄糖水,多数新生儿在产后 6 小时内血糖恢复正常,应严密观察并酌情处理。

3.产后随访　产后 6～12 周及以后每 3 年作 1 次 OGTT,高危因素者增加检查次数。

第四节　妊娠合并阑尾炎

急性阑尾炎是妊娠期较常见的外科合并症之一,占妊娠合并外科腹部手术的2/3,发生率为1/2000～1/1000,妊娠24周前发生者多见。由于妊娠子宫的不断增大,使阑尾的位置亦不断发生改变,增加了诊断的困难,临床误诊率高达27%,流产率为11.1%。由于妊娠期阑尾炎的病情发展极快,容易发生阑尾穿孔、腹膜炎等,故早期诊断、及时处理尤为重要。

【病理】

1.妊娠期阑尾位置的改变情况随着妊娠的进展,不断增大的子宫将盲肠和阑尾推向外上方。妊娠12周末,阑尾位于髂棘下2横指,20周末在髂棘水平,32周末在髂棘上2横指,孕足月时可达右肋弓肝下缘,产后随着子宫的复旧而逐渐下降,至产后10天回复到原来位置。

2.妊娠期阑尾炎的特殊临床表现妊娠期盆腹腔脏器充血,炎症发展较非妊娠期快,易发生化脓、坏死和穿孔,并且由于增大子宫的推移,穿孔后不易局限,极易造成弥漫性腹膜炎。且炎症刺激子宫浆膜,可诱发子宫收缩,导致流产、早产或强直性子宫收缩,细菌毒素亦可导致胎儿缺氧窒息死亡。

【诊断】

(一)临床表现

1.早期妊娠合并阑尾炎　右下腹疼痛不一定呈转移性,伴有发热、恶心、呕吐,腹泻较少,如诱发流产者在持续性右下腹疼痛的基础上,还有阵发性腹痛,为节律性子宫收缩所致,极易与原发症状相混淆。体检下腹有压痛和反跳痛,麦氏点处最为明显,伴有腹肌紧张,化验白细胞及中性粒细胞增高等。病史、症状及体征与非妊娠期阑尾炎相似。超声检测对阑尾炎、阑尾周围脓肿有一定的诊断价值。

2.中晚期妊娠合并阑尾炎　阑尾被增大的子宫推移,其压痛点则相应上升,有时甚至可达右肋下。如阑尾位于子宫后下方,往往局部腹膜炎体征不典型,容易误诊,应予注意。

(二)鉴别诊断

1.早期妊娠合并阑尾炎典型的阑尾炎诊断并不困难,但应注意与卵巢囊肿蒂扭转、异位妊娠破裂、子宫肌瘤变性、子宫扭转等相鉴别。

2.中晚期妊娠合并阑尾炎此时阑尾已发生移位,应与右侧卵巢囊肿蒂扭转、右侧输尿管结石、右侧肾盂肾炎、急性胆囊炎及胆囊结石相鉴别。

3.晚期妊娠合并阑尾炎需与急性胆囊炎及胆囊结石、胎盘早剥、子宫肌瘤红色变性相鉴别。

4.其他分娩期、产褥期需与子宫破裂、产褥感染相鉴别。此外,要注意与淋球菌感染、盆腔脓肿相鉴别。

【治疗】

妊娠合并阑尾炎,越近妊娠晚期,诊断越困难,疾病发展越快,处理不及时极易化脓穿孔,稍有延误,可危及孕妇及胎儿生命,应及早诊断、积极处理。

1.治疗原则   一旦确诊,应以手术治疗为主,尤其是怀疑阑尾化脓或穿孔者,应及早手术,否则发展为弥漫性腹膜炎、感染性休克,母儿均有生命危险。对于病情较轻的早期患者,要求保守治疗者,可使用对胎儿无危害性的抗生素,如青霉素每天 800 万～1200 万 U,至症状、体征消失,血象恢复正常后继续使用 3～7 天。保守治疗过程中如病情发展则应随时手术,切不可贻误时机。

2.麻醉及手术方式   选用连续硬脊膜外腔阻滞麻醉为宜,晚期妊娠者术中应防止仰卧位低血压综合征及缺氧。手术切口在早期妊娠者取麦氏切口,中期妊娠后亦取高于麦氏点的右侧腹直肌旁切口,约相当于子宫体上 1/3 处,并且孕妇取左斜 30°卧位,使子宫向左移,有利于寻找阑尾。手术基本方式为阑尾切除术,一般不放置腹腔引流,以免刺激子宫。阑尾穿孔者,切除阑尾后尽量吸净脓液,根据情况可做戳创引流。脓液送细菌培养及药敏试验,使用大剂量、高效广谱抗生素。妊娠足月、胎儿已成熟者,可先行剖宫产术,再行阑尾切除术。如选择腹膜外剖宫产缝合子宫切口后再打开腹腔切除阑尾则更佳,可减少或避免宫腔感染的机会。

3.产科处理   对要求继续妊娠且无产科并发症者,应予以宫缩抑制药行安胎治疗,如硫酸镁、沙丁胺醇、利托君(羟苄羟麻黄碱)、多力玛(复方孕烯二醇)、黄体酮、维生素 E、HCG 等,以防止发生流产和早产。如病情严重,阑尾穿孔导致弥漫性腹膜炎、盆腔感染严重波及子宫或胎盘者,可考虑行剖宫产加阑尾切除术的同时行子宫次全切除术,并做盆腔引流术。

第七章 分娩期并发症

在分娩过程中可出现一些严重威胁母婴生命的并发症,如产后出血、羊水栓塞等,是导致孕产妇死亡的重要原因,必须得到及时的发现与处理。

第一节 产后出血

胎儿娩出后 24 小时内出血量超过 500ml,剖宫产时超过 1000ml 者称为产后出血。产后出血是分娩期严重并发症,居我国目前孕产妇死亡原因的首位,其发生率占分娩总数的 2%～3%。产后出血的预后随失血量、失血速度及产妇体质不同而异,若短时间内大量失血可迅速发生失血性休克,严重者危及产妇生命。休克时间过长可引起脑垂体缺血坏死,继发严重的腺垂体功能减退——希恩综合征。应重视产后出血的防治。

一、产后出血的诊断

产后出血的主要临床表现为阴道出血过多,继发失血性休克、贫血及易于发生感染,临床表现随不同病因而异,诊断时注意有数种病因并存引起产后出血的可能,明确病因以利于及时处理。

1.子宫收缩乏力 常为分娩过程中宫缩乏力的延续,由于宫缩乏力,患者常发生产程延长、胎盘剥离延缓、阴道出血过多等,出血多为间歇性阴道出血,血色暗红,有血凝块,宫缩差时出血量增多,宫缩改善时出血量减少,有时阴道出血量不多,但按压宫底有大量血液或血块自阴道涌出;若出血量多,出血速度快,产妇可迅速出现休克表现,如面色苍白、头晕心慌、出冷汗、脉搏细弱、血压下降等。检查宫底较高,子宫松软如袋状,甚至子宫轮廓不清,摸不到宫底,按摩推压宫底可将积血压出。根据分娩前已有宫缩乏力表现及上述症状与体征,不难做出诊断。

2.胎盘因素 胎盘娩出前阴道多量出血时首先考虑为胎盘因素所致。胎盘部分粘连或部分植入时,胎盘未粘连或植入部分可发生剥离而出血不止;胎盘剥离不全或剥离后滞留宫腔,常表现为胎盘娩出前阴道出血量多伴有子宫收缩乏力;胎盘嵌顿时在子宫下段可发现狭窄环。根据胎盘尚未娩出,或徒手剥离胎盘时胎盘与宫壁粘连面积大小、剥离难易程度及通过仔细检查娩出的胎盘胎膜,容易做出诊断。但应注意与软产道裂伤性出血相鉴别,胎盘因素所致出血在胎盘娩出、宫缩改善后常立即停止。

3.软产道裂伤出血　发生在胎儿娩出后,持续不断,血色鲜红能自凝,裂伤较深或累及血管时,出血较多。检查子宫收缩良好,仔细检查软产道可明确裂伤及出血部位。宫颈裂伤多发生在两侧,也可呈花瓣状,严重者延及子宫下段。阴道裂伤多发生在侧壁、后壁和会阴部;多呈不规则裂伤。会阴裂伤按损伤程度分 4 度:①Ⅰ度裂伤指会阴部皮肤及阴道入口黏膜撕裂,出血不多。②Ⅱ度裂伤指裂伤已达会阴体筋膜及肌层,累及阴道后壁黏膜,向阴道后壁两侧沟延伸并向上撕裂,解剖结构不易辨认,出血较多。③Ⅲ度裂伤指裂伤向会阴深部扩展,肛门外括约肌已断裂,直肠黏膜尚完整。④Ⅳ度裂伤指肛门、直肠和阴道完全贯通,直肠肠腔外露,组织损伤严重,出血量可不多。

4.凝血功能障碍　在孕前或妊娠期已有易于出血倾向,胎盘剥离或软产道有裂伤时,由于凝血功能障碍,表现为全身不同部位的出血,最多见为子宫大量出血或少量持续不断出血,血液不凝,不易止血。根据病史、出血特点及血小板计数、凝血酶原时间、纤维蛋白原等有关凝血功能的实验室检查可做出诊断。

二、产后出血的鉴别诊断

1.急性子宫翻出　多因猛烈牵拉脐带或暴力推压下腹部或宫底,产妇表现为出血、腹痛、休克为主,起病较急,腹部检查叩不到宫底,阴道内触及球形软性肿块。

2.羊水栓塞　羊水栓塞亦有产后出血多、子宫收缩欠佳等表现,但产妇可有呛咳、发绀、呼吸困难等表现,应全面观察患者主诉及病情变化。

三、产后出血的治疗

治疗原则为针对原因迅速止血、补充血容量纠正休克及防治感染。

1.胎盘因素出血的处理

(1)若胎盘已剥离未排出,膀胱过度膨胀应导尿排空膀胱,用手按摩使子宫收缩,另一手轻轻牵拉脐带协助胎盘娩出。

(2)胎盘剥离不全或粘连伴阴道出血,应人工徒手剥离胎盘。

(3)胎盘植入的处理:徒手剥离胎盘时发现胎盘与宫壁关系紧密,界限不清,难以剥离,牵拉脐带,子宫壁与胎盘一起内陷,可能为胎盘植入,应立即停止剥离,考虑行子宫切除术,若出血不多,需保留子宫者,可保守治疗,目前用甲氨蝶呤治疗,效果甚佳。

(4)残留胎盘胎膜组织徒手取出困难时,可用大号刮匙清除。

(5)胎盘嵌顿在子宫狭窄环以上者,可在静脉全身麻醉下,待子宫狭窄环松解后用手取出胎盘。

2.子宫收缩乏力性出血的处理　　加强宫缩是最迅速有效的止血方法,具体方法如下。

(1)按摩子宫:助产者一手置于宫底部,拇指在前壁,其余4指在后壁,均匀有节律地按摩宫底;亦可一手握拳置于阴道前穹隆,顶住子宫前壁。另一手自腹壁按压子宫后壁使宫体前屈,双手相对紧压子宫并做按摩,按压时间以子宫恢复正常收缩,并能保持收缩状态为止,按摩时应注意无菌操作。

(2)应用宫缩药:按摩子宫同时,肌内注射或静脉缓慢推注缩宫素10U(加入10%或25%葡萄糖液20ml内),然后将缩宫素10～30U加入10%葡萄糖液500ml,静脉滴注,以维持子宫处于良好收缩状态;也可肌内或宫体直接注射麦角新碱0.2mg(心脏病、高血压患者慎用),麦角新碱可引起宫体肌肉及子宫下段甚至宫颈的强烈收缩,前置胎盘胎儿娩出后出血时应用效果较佳。

(3)填塞宫腔:应用无菌纱布条填塞宫腔,有明显局部止血作用。方法:术者一手在腹部固定宫底,另一手持卵圆钳将无菌不脱脂棉纱布条进填入宫腔内,自宫底由内向外填紧,24小时取出纱布条,取出前应先肌内注射宫缩药,宫腔填塞纱布条后应密切观察生命体征及宫底高度和大小,警惕因填塞不紧,宫腔内继续出血而阴道不出血的止血假象。

(4)结扎盆腔血管:经上述积极处理,出血仍不止,为抢救产妇生命,可经阴道结扎子宫动脉上行支,如无效可经腹做子宫动脉上行支结扎,必要时行髂内动脉结扎及卵巢动脉子宫支结扎术,此法配合子宫B-Lynch缝合法更佳。

(5)髂内动脉栓塞术:近年来,髂内动脉栓塞术治疗难以控制的产后出血受到重视,该法经股动脉穿刺,将介入导管直接导入髂内动脉或子宫动脉,选择性地栓塞子宫的供血动脉,选用中效可溶解的物质作栓塞剂,常用明胶海绵颗粒,在栓塞后2～3周可被吸收,血管复通。若患者处于休克状态,应先积极抗休克,待一般情况改善后才行栓塞术,且应行双侧髂内动脉栓塞以确保疗效。

(6)切除子宫:应用于难以控制并危及产妇生命的产后出血,在积极输血补充血容量的同时,施行子宫次全切除术;若并发中央性或部分性前置胎盘,应施行子宫全切术。

3.软产道裂伤出血的处理　及时准确地修补、缝合裂伤可有效地止血。

(1)宫颈裂伤:疑为宫颈裂伤时应在消毒下暴露宫颈,用两把卵圆钳并排钳夹宫颈前唇并向阴道口方向牵拉,顺时针方向逐步移动卵圆钳,直视下观察宫颈情况,若裂伤浅且无明显出血,可不予缝合并不做宫颈裂伤诊断;若裂伤深且出血多,需用肠线或化学合成可吸收缝线缝合,缝时第一针应从裂口顶端稍上方开始,最后一针应距宫颈外侧端 0.5cm 处止,以减少日后发生宫颈口狭窄的可能性;若裂伤累及子宫下段经阴道难以修补时,可开腹行裂伤修补术。

(2)阴道裂伤:缝合时应注意缝至裂伤底部,避免遗留无效腔,更要避免缝线穿过直肠,缝合要达到组织对合好及止血的效果。

(3)会阴裂伤:按解剖部位缝合肌层及黏膜下层,最后缝合阴道黏膜及会阴皮肤。

4.凝血功能障碍出血的处理　如患者所患的全身出血性疾病为妊娠禁忌证,在妊娠早期,应在内科医师协助下,尽早行人工流产术终止妊娠;于妊娠中、晚期发现者,应积极治疗,争取去除病因,尽量减少产后出血的发生;对分娩期已有出血的产妇除积极止血外,还应注意对病因治疗。例如,血小板减少症、再生障碍性贫血等患者,应输新鲜血或成分输血等;如发生弥散性血管内凝血应尽力抢救。

四、临床经验及诊治进展

剖宫产术中是否同时剔除子宫肌瘤一直存在争议,尤其对于较大的肌瘤。主张不做处理者认为,孕期肌瘤虽大,但多不影响妊娠,且产后几乎均会逐渐缩小,即使大的肌瘤在分娩 3 个月后也可能触不到;孕期子宫血供丰富、充血,切除肌壁间肌瘤有可能引起严重的不可控制的出血。另外,妊娠期肌瘤水肿、充血、变软,以致:界限不清,难以切除干净。另有学者认为大的肌瘤可影响子宫收缩,导致产后出血和感染。另外,剔除肌瘤亦可终止肌瘤继续发展甚至恶变。随着相关研究资料的不断增加,目前多主张剖宫产同时进行子宫肌瘤剔除术。

目前,有研究针对肌瘤的大小、部位、数量的不同,剔除肌瘤前采用不同的预处理,与单纯剖宫产组比较,其术中出血量、术毕回病房 24 小时出血量、发生感染及肠梗阻病例、术后住院时间、恶露干净时间、术后 42 天 B 型超声检查子宫情况,均无明显差异。

笔者认为,对于较小的肌壁间肌瘤,手术时间短,常规应用缩宫素即可。对于子宫收缩欠佳、直径大于 5cm 或多发肌瘤,可给予卡前列腺素氨丁三醇。孕期盆腔充血、宫旁血窦丰富,一旦发生大出血很难止血,对于阔韧带、宫颈部等部位大肌瘤及界限不清的巨大肌瘤均应慎重对待。

第二节 羊水栓塞

羊水栓塞是指在分娩过程中羊水进入母体血液循环引起的肺栓塞、出血、休克和发生弥散性血管内凝血等一系列病理改变,是严重的分娩并发症。产妇死亡率高达 70%～80%。也可发生于早孕大月份钳刮术时,但病情缓和,极少造成产妇死亡。高龄产妇、多产妇、过强宫缩、急产是羊水栓塞的好发因素;胎膜早破、前置胎盘、胎盘早剥、子宫破裂、剖宫产术是发生羊水栓塞的诱因。羊膜腔内压力增高、胎膜破裂和宫颈或宫体损伤处有开放的静脉或血窦是导致羊水栓塞基本条件。羊水进入母体循环后可引起肺动脉高压、过敏性休克、弥散性血管内凝血、急性肾衰竭等病理生理变化。

一、羊水栓塞的诊断

发生在胎膜破裂后,胎儿娩出后或剖宫产手术中,羊水栓塞的典型临床经过可分如下 3 个阶段。

1.心肺功能衰竭和休克　由肺动脉高压引起的心力衰竭、急性循环呼吸衰竭及变态反应引起的休克,分娩过程中一般发生在第一产程末、第二产程宫缩较强时,有时也发生在胎儿娩出后短时间内,开始出现烦躁不安、寒战、恶心、呕吐、气急等先兆症状,继而出现呛咳、呼吸困难、发绀、肺底部出现湿啰音,以及心率加快、面色苍白、四肢厥冷、血压下降等,严重者发病急骤,甚至没有先兆症状,仅惊叫一声或打一哈欠,血压迅速下降或消失,产妇多于数分钟内迅速死亡。

2.弥散性血管内凝血(DIC)引起的出血　患者度过第一阶段,继之发生难以控制的全身广泛性出血,如大量阴道出血、切口渗血、全身皮肤黏膜出血,甚至出现血尿、消化道大出血。

3.急性肾衰竭　羊水栓塞后期患者出现少尿或无尿和尿毒症的表现,这主要由于循环功能衰竭引起的肾缺血及 DIC 前期形成的血栓堵塞肾内小血管,引起肾脏缺血、缺氧,导致肾脏器质性损害。

有些病情发展缓慢,症状隐匿,缺乏急性呼吸循环系统症状或症状较轻,有的仅表现为一阵呛咳或寒战,也有的在几小时后才出现大量阴道出血、伤口渗血等,并出现休克症状。钳刮术中出现羊水栓塞也可仅表现为一过性呼吸急促、胸闷。

根据分娩及钳刮时出现的上述临床表现,可初步诊断,并立即进行抢救,在抢救同时应抽取下腔静脉血,镜检有无羊水成分,同时可做如下检查,以帮助诊断及观察病情的进展情况:①床边胸部 X 线平片见双肺有弥散性点片状浸润影,沿肺门周围分布,伴有右心扩大。②床边心电图提示右心房、右心室扩大。③与 DIC 有关的实验室检查。

二、羊水栓塞的鉴别诊断

1.子痫　孕妇孕期有高血压、蛋白尿、水肿等症状,发作时抽搐、血压上升,部分患者抽搐后短时间内意识丧失。羊水栓塞则于破膜、分娩或剖宫产术中突然发生呼吸困难、发绀、泡沫痰,并很快进入昏迷及休克状态。血液、痰中可找到羊水有形成分。

2.其他原因引起的产后出血　羊水栓塞引起的产后出血常呈持续性,血块少,较早出现休克,休克与出血量不成正比,且一般加强宫缩及抗失血性休克治疗难以奏效。

三、羊水栓塞的治疗

一旦出现羊水栓塞的临床表现,应立即给予紧急处理;最初阶段主要是抗休克、抗过敏,解除肺动脉高压,纠正缺氧及心力衰竭;DIC 阶段应早期抗凝,补充凝血因子,晚期抗纤溶同时也补充凝血因子;少尿或无尿阶段要及时应用利尿药,预防及治疗肾衰竭。紧急处理还包括下腔静脉保留插管,既可测量中心静脉压指导补充血容量,又可抽血找羊水成分及做其他必要的血检验。

1.供氧　行气管插管,正压供氧,必要时行气管切开,保证供氧,减轻肺水肿,改善心、脑、肾等重要脏器的缺氧状况。

2.抗过敏治疗　立即给予大剂量糖皮质激素抗过敏、解痉,稳定溶酶体,保护细胞。将地塞米松 20mg 加入 25％葡萄糖液静脉推注后,以后依病情继续静脉滴注维持;也可用氢化可的松 100～200mg 静脉推注,以后静脉滴注 300～800mg 维持,日剂量可达 500～1000mg。

3.解痉药的应用　解除支气管平滑肌及血管平滑肌痉挛,纠正机体缺氧,常用药物有:①罂粟碱。为首选药物,与阿托品合用扩张肺小动脉效果更佳,30～90mg加入 10％～25％葡萄糖液 20ml 中静脉推注,能解除平滑肌张力,扩张肺、脑血管及冠状动脉,日剂量不超过 300mg。②阿托品。心率慢时应用,1mg 每 15～30 分钟静脉注射 1 次,直至患者面色潮红,微循环改善,心率大于 120 次/分钟时慎用。③氨茶碱。松弛支气管平滑肌及冠状动脉血管,250mg 加入 25％葡萄糖液 20ml

中缓慢静脉注射。

4.抗休克　在用低分子右旋糖酐补足血容量后血压仍不回升,可用多巴胺20mg 加入 10％葡萄糖液 250ml 中静脉滴注,以 20 滴/分钟开始,根据病情调节滴速。

5.纠正心力衰竭　毛花苷 C(西地兰)0.2～0.4mg 加入 10％葡萄糖液 20ml 中静脉推注,或毒毛花苷 K 0.125～0.25mg 同法静脉缓注,必要时 4～6 小时后可重复应用。

6.利尿药　当血容量补足后仍少尿,可用呋塞米 20～40mg 静脉推注,有利于消除肺水肿,并防治急性肾衰竭。

7.纠正酸中毒　早期及时应用能较快纠正休克和代谢失调,常用 5％碳酸氢钠250ml 静脉滴注。

8.肝素、抗纤溶药物的应用及凝血因子的补充　羊水栓塞发生 10 分钟内,弥散性血管内凝血(DIC)高凝阶段应用肝素效果佳;在 DIC 纤溶亢进期可给予抗纤溶药物、凝血因子合并应用防止大量出血。

9.抗生素的应用　应选用对肾脏毒性较小的广谱抗生素,剂量要大。

10.产科处理　原则上应在产妇呼吸循环功能得到明显改善,并已纠正凝血功能障碍后进行;在第一产程发病应立即考虑剖宫产以去除病因;在第二产程发病应在抢救产妇的同时,可及时阴道助产结束分娩;对一些无法控制的产后出血,即使在休克状态下也应在抢救休克的同时行子宫全切术。

四、临床经验及诊治进展

目前,临床上将羊水栓塞分为急性和迟发性羊水栓塞 2 种,其中急性羊水栓塞多在发病几分钟或 3 小时内死于并发症;迟发性羊水栓塞患者最初症状极易误诊而延误治疗,因此要提高对迟发性羊水栓塞的认识,积极对产妇进行密切的观察和护理。

高龄产妇、多产妇、自发或人为的过强宫缩、急产是羊水栓塞的好发因素,而胎膜早破、前置胎盘、胎盘早剥、子宫不完全破裂、剖宫产术等则是发生羊水栓塞的诱因。医护人员应严密观察产妇的子宫收缩情况及阴道出血量,多产、急产、有并发症者提高警惕,往往只考虑不恰当使用缩宫素不良后果是子宫破裂,但是其也可能诱发羊水栓塞发生,所以需密切观察产妇分娩全过程,严格掌握缩宫素的使用方法及注意事项,如出现神志淡漠、反应迟钝、面色苍白、子宫收缩欠佳、阴道出血多等,应及时加以分析处理。

抢救时根据患者的病情,迅速、冷静地开展各项抢救工作,最大限度地缩短抢救时间。抢救人员不仅要熟练掌握整个救治过程中所需的技术,还应提高对疾病发生的洞察力和对临床症状的观察能力。在救治中,及时发现患者出现的不良症状,对防治并发症、提高治愈率、保证患者生命安全十分重要。

第八章　产科手术

第一节　会阴、阴道裂伤修补术

会阴、阴道裂伤按裂伤程度的轻重分为发下几度：

1. Ⅰ度　会阴部皮肤及黏膜、阴唇系带、前庭黏膜、阴道黏膜等处有撕裂但未累及肌层者。

2. Ⅱ度　除上述组织的撕裂外，还累及骨盆底的肌肉和筋膜，如球海绵体肌，会阴深、浅横肌以及肛提肌等，如累及阴道后壁黏膜，可致后壁两侧沟向上撕裂，出血较多，缝合困难。但肛门括约肌是完整的。

3. Ⅲ度　指肛门括约肌全部或部分撕裂。

4. Ⅳ度　裂伤累及直肠阴道膈、直肠壁及黏膜。

【手术注意事项】

(1)分娩后阴道壁松弛，术时应仔细检查，认清解剖关系，按撕裂的大小与深浅，将组织对合整齐，分层缝合。如阴道壁裂伤较高，无法暴露，可于顶端下方用可吸收肠线先缝合一针作牵引，然后于顶端上方 0.5～1cm 处缝合，以防撕裂的血管回缩出血形成血肿。

(2)在保证有效止血的前提下，缝线不宜过紧、过密，组织间不留间隙。

(3)修补完毕应常规做肛查，如发现有肠线误缝入直肠腔内时，立即拆除重缝，以防发生感染和引起肠瘘并发症。

(4)会阴Ⅳ度裂伤者，缝合前用消毒液冲洗伤口，用 2-0 号可吸收线或一号丝线间断缝合直肠前壁肌层，注意勿缝穿直肠黏膜，必要时可间断缝合加强。用鼠齿钳寻找、钳夹与拉拢肛门括约肌的两端，以Ⅰ号可吸收肠线或粗丝线间断缝合 2 针，这是Ⅳ度裂伤缝合的关键。然后缝合肛提肌，会阴深、浅横肌及球海绵体肌等组织。

【术后注意事项】

Ⅳ度裂伤修补术后注意以下各点。

（1）术后进少渣饮食。

（2）口服抗生素，控制肠道细菌感染。

（3）缝合后住院期间每日予外阴护理 2 次；每次大、小便后清洁会阴。

（4）第 4 天改普食，当日晚服缓泻剂。

（5）术后禁止灌肠或放置肛管。

第二节　会阴切开缝合术

会阴切开缝合术是切开会阴组织以扩大外阴口的手术，为产科常用手术之一。主要目的在于防止会阴造成的分娩阻滞，以及自然分娩或手术产所引起的严重会阴损伤。方法有侧斜切开及正中切开两种，手术助产则一般多采用左侧斜切开。

【适应证】

（1）初产妇阴道手术助产。

（2）初产妇臀位。

（3）会阴体过长、过短及伸展不良或胎儿较大。

（4）早产时预防胎儿颅内出血。

（5）需缩短第二产程如胎心监护异常、妊娠合并心脏病、高血压等。

（6）困难的阴道瘘修补术。

【手术注意事项】

（1）会阴正中切口一般不宜用于产钳术或臀牵引术，以及会阴体过短或胎儿过大者。

（2）左侧斜切开术自会阴后联合中线向左侧 45°方向剪开会阴，但如会阴高度膨隆时，剪开角度应为 60°～70°，长约 4～5cm，并切开部分肛提肌。正中切开则沿会阴后联合中间垂直切开，长约 2.5～3cm，注意不要损伤肛门括约肌。

（3）行产钳术时如胎儿过大，枕后位时，切口可适当增大。

（4）剪刀刀面需与皮肤垂直，皮肤与阴道黏膜切口宜大小相仿。

（5）较大的会阴侧斜切口时，球海绵体肌、会阴深横肌、会阴浅横肌及肛提肌一部分将被切断，因此会阴切开后出血较多，应立即采用纱布压迫止血，必要时将活跃出血点钳夹结扎止血。

（6）缝合阴道黏膜应从切口顶端上方 0.5～1cm 处开始，以免切开处的血管回缩未能缝合引起出血。缝合肌层必须两侧对齐，关闭死腔，缝针也不可太深，防止穿透直肠壁。缝合皮肤的丝线只求对合即可，不可扎得过紧，以免水肿疼痛。

(7)缝合结束后,必须检查阴道内有无纱布遗留,做肛门直肠检查有无肠线穿透直肠壁,如有则拆除重建。

【术后注意事项】

(1)保持会阴清洁。

(2)常向健侧卧,以免恶露浸泡伤口。

(3)术后 3～5 日拆线,外阴伤口肿胀疼痛者,可用 95% 乙醇湿敷或 50% 硫酸镁热敷。

第三节　人工破膜术

人工破膜常用于引产、催产,了解羊水性状,有助于鉴别胎儿是否缺氧。

【适应证】

(1)羊水过多者。

(2)胎盘早剥或低置胎盘者。

(3)因各种原因需终止妊娠,且宫颈已成熟者。

(4)临产后宫口扩张 3cm 以上,产程进展缓慢者,头盆相称或胎位无异常者,可施行人工破膜,以加速产程。

(5)决定分娩方式之前,按所流出的羊水性状,了解胎儿是否缺氧。

【禁忌证】

(1)胎位异常:臀位、横位等。

(2)高度可疑脐带隐形脱垂或脐带先露者。

(3)头盆不称、产道梗阻、宫颈不成熟者。

【手术注意事项】

(1)宫颈未成熟者则引产的成功率低,先促宫颈成熟后,再决定是否破膜。

(2)羊水过多者,可在破膜前先做经腹壁羊膜腔穿刺放液,或用长针头做高位破膜,使羊水沿针头缓慢流出,以防引起脐带脱垂或胎盘早剥;如羊膜腔内压力很大,胎膜很快破裂,羊水大量涌出时,可握拳置入阴道或堵塞阴道口,尽力使羊水勿流出过急。

(3)钳破胎膜,观察羊水量及性状,如量不多可稍上推胎头或用手指扩张破口,以利羊水流出。羊水过少者应予重视,如羊水呈黄色或黄绿色或呈稠厚糊状深绿色均提示有胎粪污染,可能为胎儿宫内窘迫的表现,应予重视。

(4)破膜后手指在阴道内检查有无脐带脱垂,同时听胎心有无变化。

【术后注意事项】

(1)胎头未入盆者,应卧床休息以防脐带脱垂。

(2)保存外阴清洁,臀下置无菌会阴垫。

(3)如破膜12小时后仍未分娩者,应给予抗生素预防感染。

(4)常听胎心,注意胎心音变化。

(5)破膜0.5～1小时无规律宫缩,给予催产素点滴引产。

【并发症及处理】

如胎头先露不能与骨盆入口相衔接,在羊水涌出时,可发生脐带脱垂。一旦发生脐带脱垂,应将孕妇臀部垫高,以减轻胎先露对脐带的压迫,同时给予吸氧,胎心率正常而胎儿不能于短期内分娩者,应迅速就地进行剖宫产术。同时必须有人在阴道内将先露部持续上推,并手托脐带勿受压直至胎儿娩出,并应做好抢救新生儿的准备。

第四节　人工剥离胎盘术

人工剥离胎盘术是用手伸入宫腔内将胎盘剥离的手术。

【适应证】

(1)第三产程已达30分钟,或虽未到半小时而出血已超过200ml以上,或有产后出血高危因素。

(2)某些阴道手术产后需及早排出胎盘者。

【手术注意事项】

(1)外阴必须重新消毒。术者更换手术衣及手套。

(2)保持静脉通道通畅,注意产妇一般情况和血压,必要时可给予镇痛剂。

(3)若胎盘与子宫壁紧密相连不能分离,可在B超引导下进行剥离,如考虑植入性胎盘,不应强行撕拉胎盘,以免损伤宫壁或造成不能控制的产后出血。

(4)取出的胎盘必须立即检查是否完整,如有缺损应再次以手伸入宫腔清除残留的胎盘及胎膜,但尽量减少宫腔内操作次数。

(5)操作必须轻柔,勿损伤子宫。

(6)术时应用宫缩剂。

【术后注意事项】

(1)注意宫缩及阴道出血情况,如宫缩不佳,阴道出血多需用缩宫剂。

(2)应用抗生素预防感染。

第五节 宫腔填塞术

一、宫腔纱布填塞术

【适应证】

子宫收缩乏力致产后出血,用宫缩剂及其他治疗方法无效者。另因前置胎盘行剖宫产术时,子宫下段收缩不佳大量出血时,应用此术或可免除子宫切除。

【手术注意事项】

(1)纱布宽 4~6cm,厚四层,长 5~10m,将纱条毛边叠在里面或经缝制后边缘光整。

(2)用碘伏或灭滴灵浸透并拧干。

(3)从左至右有序填塞,并压紧不留空隙。

(4)前置胎盘出血时先自宫颈往上填,其他情况先自宫底往下填,填至切口位置打结或缝合。

(5)小心缝合子宫切口,建议采用切口两端连续缝合,中间 3 针间断 8 字缝合,避免缝到纱条致取出困难。

【术后注意事项】

(1)加强宫缩并密切注意子宫底高度及阴道出血情况。

(2)24 小时应取出填塞的纱布条,取出前需静脉滴注缩宫剂,然后缓慢取出纱布条。

(3)如疑有感染,取出末端的纱布条时取样,做细菌培养和药敏试验。

(4)术后用广谱抗生素预防感染。

二、宫腔水囊填塞术

【适应证】

(1)阴道分娩后宫缩乏力致产后出血应用宫缩剂无效。

(2)在放射介入或者手术干预之前。

(3)剖宫产术中、术后或者既往有剖宫产者阴道分娩中出现产后出血也适用。

【手术注意事项】

(1)根据子宫腔大小注入生理盐水 500～1000ml(37℃)膨胀宫腔。

(2)为防止球囊脱出,阴道内填塞无菌纱布。

(3)适当将臀部抬高。

【术后注意事项】

(1)加强宫缩,注意宫底高度及阴道出血情况。

(2)保持适当臀高位。

(3)放置 24～48 小时后取出。

(4)在球囊填充期间预防性使用抗生素。

第六节　胎头负压吸引术

胎头负压吸引术是用胎头负压吸引器置于胎儿的头顶部,形成一定负压后吸住胎头,并通过牵引使儿头娩出的手术。

【适应证】

(1)第二产程延长,初产妇宫口开全已达 2 小时,经产妇宫口开全已达 1 小时,无明显头盆不称,胎头已较低时。

(2)胎头位置不正,只能用于枕先露,如持续性枕横位及枕后位时手法回转有困难者。

(3)产妇全身情况不宜在分娩时施用负压者,如心脏病、子痫前期(中、重度)、肺结核活动期、支气管哮喘等。

(4)有剖宫产史或子宫有瘢痕者。

(5)胎儿窘迫者。

【禁忌证】

(1)不适用于臀位、颜面位、额位等其他异常胎位。

(2)头盆不称,胎儿双顶径未达到坐骨棘水平以下者。

(3)胎膜未破,宫口未开全。

(4)胎儿宫内发育不良及早产儿因颅骨较脆弱易受损不宜做此手术。

【手术注意事项】

(1)排空膀胱,查清枕位。

（2）吸引器杯放置在后囟前 3cm 处，牵拉时应使胎头俯屈（俯屈点），并与吸引器头的平面垂直牵拉，这是吸引器助产的关键。

（3）可用针筒抽气形成负压，一般抽 120～150ml 空气较适合（相当于 39.23～49.03kPa 负压）。抽气必须缓慢，约每分钟制成负压 9.8kPa，使胎头在缓慢负压下形成产瘤再牵引，可减少吸引器滑脱失败，减少对胎头损伤。

（4）放置后再做阴道检查，除外宫颈或阴道壁。

（5）牵引中如有漏气或脱落，表示吸引器与胎头未能紧密接合，应寻找原因。如无组织嵌入吸引器，需了解胎头方位是否矫正；如吸引器脱落常由于阻力过大，应改用产钳术；如系牵引方向有误，负压不够以及吸引器未与胎头紧密附着，可重新放置。

（6）吸引器滑脱 3 次，或连续 3 次牵拉没有进展，应停止操作。

（7）整个牵引时间不宜超过 10～20 分钟，否则增加胎儿损伤。

【术后注意事项】

（1）产后检查产道，如有宫颈或阴道裂伤，应即缝合。

（2）产后新生儿给予维生素 K 预防颅内出血。

（3）对于牵引困难者，应密切观察新生儿有无头皮损伤，头皮血肿，颅内出血，并及时予以处理。

【并发症及其处理】

1.产妇方面

（1）阴道血肿：这是阴道壁挫伤或组织吸引入吸引器内所致。安置吸引器后必须仔细检查，有否阴道壁组织嵌入。一旦发现血肿，于血肿外侧缘用可吸收线向深处做间断缝合，或予切开清除血块，寻找活跃出血点予以结扎，然后缝合切口阴道壁。

（2）外阴、阴道及宫颈裂伤：术毕常规检查宫颈及阴道有无撕裂，有撕裂者予以缝合。

2.新生儿方面

（1）新生儿头皮水泡形成，保持新生儿皮肤干燥及清洁，预防感染。

（2）头皮血肿：胎头吸引部位的产瘤一般很快于术后 24 小时内消失。血肿多在 1 个月内吸收，不需特别处理，应避免穿刺防止感染，并应嘱咐产妇不要搓揉血肿。

第七节　产钳术

利用双叶产钳放置于胎头两侧,通过牵引及旋转,协助胎头娩出,是难产手术中常用的方法。

【分类】

产钳术根据胎头位置高低和胎头旋转角度分为中位、低位、出口产钳三种。

1.出口产钳　胎头骨性部分已达盆底,宫缩间歇可于阴道口看到头皮。

2.低位产钳　胎头骨性部分达到或低于+2水平。

3.中位产钳　胎头衔接但骨性部分在+2水平以上。中位产钳仅限于受过专门训练的医生使用,对中位助产及旋转没有足够经验者建议选择剖宫产。

【适应证】

(1)胎头负压吸引术因阻力较大而失败时。

(2)臀位产后出胎头娩出有困难者。

【禁忌证】

(1)明显头盆不称,双顶径在坐骨棘水平以上者。

在临床上需特别注意枕横位时的不均倾入盆,当骨盆有狭窄时,胎头被迫单顶入盆。由于胎头明显变形,胎儿颅骨最低点部可能在坐骨棘水平或以下,造成一种假象似乎胎头已很低。但当做阴道检查时,发觉骶骨凹部比较空虚,腹部触诊胎头大径在骨盆入口平面以上,这种情况往往使产钳术很难成功,故如发现胎头有不均倾入盆者,应正确估计能否阴道分娩。

(2)只能应用于顶先露及少数颏前位的胎儿,偶用于臀位后出头的分娩,不适用于其他异常者。

(3)胎膜未破,宫口未开全者。

【产钳的种类及选择】

产钳的种类很多,目前常用者有两种。

1.变形产钳　常用的是辛氏产钳(Simpson 产钳),即产钳具有头弯及盆弯,是应用最多的一种。适用于一般枕前位,且胎头位置较低者。

2.直形产钳　常用的是凯氏产钳(Kielland 产钳),其特点为只有较浅的头弯无盆弯,有利于胎头的旋转。钳饼较长,仅左叶上有锁扣,右叶可滑动。故适用于持续枕横位及枕后位,胎头倾势不均或变形较大者。

【手术注意事项】

（1）在放置钳叶时，遇有阻力而不能向深处插入时，可能钳端在阴道穹窿部，此时切勿强行推进钳叶，必须取出检查原因，否则可能引起严重的阴道壁损伤。

（2）检查产钳放置的安全位置后囟中部位于手柄中间，手柄平面上 1cm 处；钳窗中间的缝隙不能容 1 指尖；骨缝：上部为人字缝，每叶上部平面同等距离，矢状缝位于中间。

（3）钳叶扣合有困难时，必须注意：①胎头方位有否误诊，这是最常见的原因，应重做检查，如胎头位置过高，应正确估计牵拉的难度，决定取舍。②胎头是否变形过大，一般弯形产钳因头弯较深，往往不易扣合，可改用直形产钳。③如果两叶产钳不在一个平面上，扣合亦困难，可用手伸入阴道内，轻轻推动位置不正确的一叶，切勿用力在钳柄上强行扣合。

（4）牵引有困难（即胎头下降不明显）时，其原因可能为：①牵引方向不正确。②骨盆与胎头不相称。③不适合的胎头方位，注意切勿用强力牵引，必须查出原因进行纠正，否则易致胎儿及产道损伤。

（5）牵引时产钳滑脱，其原因可能为：①产钳位置不正确，钳叶位置较浅或径线不合适。②胎头过大或过小。产钳过大或过小。不论在什么情况下，产钳滑脱对胎儿及产道都可引起严重损伤，故在扣合产钳时，必须检查钳叶位置深浅，是否紧贴胎头。并应作试牵，有滑脱可能时立即停止牵引，重新检查胎头方位及放置产钳。

（6）牵引产钳时用力要均匀，按产柄方向向外略向下而后成 J 形。速度也不要过快，也不能将钳柄左右摇摆。

（7）当胎头即将牵出时应立即停止用力，与助手协作，注意保护会阴，再缓慢牵出。否则易造成严重的会阴裂伤。

【并发症及其处理】

（1）撕裂术毕常规检查宫颈、阴道两侧壁及穹窿、会阴侧切伤口有无撕裂，有撕裂者予以缝合。

（2）阴道血肿：切开阴道壁，清除血块，找到活跃出血点予以结扎或缝扎，缝合血肿腔及阴道壁，必要时纱布局部压迫。

第八节　宫颈、宫腔探查术

【适应证】

(1)阴道手术助产术后,应常规探查子宫颈。

(2)胎盘排除后检查有缺损者或胎膜有大片残留者,应做宫腔探查。

(3)部分产妇阴道分娩后需探查宫腔,如瘢痕子宫、横位内倒转术后、毁胎术后。

(4)产后子宫收缩良好而阴道持续出血者,应做子宫颈、宫腔探查。

【手术注意事项】

(1)外阴必须重新消毒,术者亦应更换手术衣及手套。

(2)在良好照明下,以两个单叶阴道拉钩暴露宫颈,用两把无齿卵圆钳夹持宫颈,按顺时针方向交替移行,检查宫颈一周有无裂伤。如有裂伤应予缝合,其最高一针需超过裂口的顶端,防止退缩的血管出血。如裂口顶端部位过高,缝合达不到顶点,可先间断缝扎一针,作为牵引后再补缝上面的裂口。

(3)宫腔探查应沿宫体底部向前、后壁及两侧壁与宫角处及柔软的子宫下段,依次探查是否完整,有无撕裂。若有胎盘、胎膜残留,可手取或用卵圆钳夹住,轻轻地向外边牵引,必要时用刮匙取直到取尽为止。

(4)操作尽量一次完成,避免手多次进出宫腔导致感染。

(5)操作宜轻柔勿损伤子宫。

【术后注意事项】

(1)术后应用抗生素预防感染。

(2)预防产后出血,用宫缩剂促使子宫收缩,如出血多需补足失血量。

第九节　剖宫产术

剖宫产术是指妊娠28周后,切开腹壁与子宫壁,取出胎儿及胎盘的手术。

【适应证】

(1)头盆不称:骨盆显著狭小或畸形;相对头盆不称者,经过充分试产即有良好的子宫收缩4~8小时,产程进展不佳,临产破膜后2~6小时胎头仍未入盆者。

(2)软产道异常:瘢痕组织或盆腔肿瘤阻碍先露下降;宫颈水肿坚硬不容易扩

张;阴道横膈者。

(3)原发或继发性宫缩乏力:出现滞产或产妇衰竭,经处理无效者。

(4)胎位异常:横位,颏后位,高直后位,前不均倾,臀位足先露,完全臀位而有不良分娩史者,臀位且估计胎儿在 3500g 以上者。

(5)产前出血:如前置胎盘、胎盘早剥。

(6)瘢痕子宫:有前次剖宫产史,前次的手术指征在此次妊娠依然存在,或估计原子宫切口愈合欠佳者;子宫体部剖宫产史者;子宫肌瘤剔除病史产程中有子宫破裂风险者;子宫发育畸形矫形术后。

(7)严重妊娠合并症或并发症:不能耐受分娩过程,需行选择性剖宫产术,如妊娠合并严重的心脏病、糖尿病、肾病等;重度子痫前期,肝内胆汁淤积综合征等。

(8)有生殖道瘘修补或陈旧性会阴Ⅲ度撕裂修补术病史者,或有生殖器官畸形如双子宫,非孕子宫嵌顿骨盆中阻碍分娩者。

(9)先兆子宫破裂:不论胎儿存活与否均应行剖宫产术。

(10)高龄初产妇合并臀位。

(11)胎儿窘迫:如过期妊娠,胎盘功能不良,存在胎儿窘迫,脐带绕颈或肢体,脐带脱垂有急性胎儿缺氧者。

(12)胎儿珍贵:如以往有难产史又无胎儿存活者,多年不育,反复自然流产史者。

(13)胎儿畸形:如双胎联胎。

【分类及其适用范围】

剖宫产术式有子宫下段剖宫产、子宫体部剖宫产、腹膜外剖宫产。

1.子宫下段剖宫术　为目前临床上最常用的剖宫产术,切口在子宫下段,宫壁较薄,血窦少,术中出血少,也便于止血;子宫切口因有膀胱腹膜反折覆盖,伤口愈合较好,瘢痕组织少,术后与大网膜、肠管粘连或腹膜炎较少见;术后切口愈合好,再次妊娠分娩时破裂率较低,故该术式已成为目前临床上常规剖宫产术的方法。多选用子宫下段横切口术。

2.子宫体部剖宫术　子宫体部剖宫产术又称古典式剖宫产术,切口在子宫体部,为直切口,操作简单、方便。体部切口位置较高,术时宫腔内容物易进入腹腔;缝合后子宫切口无腹膜遮盖,一旦宫腔感染易引起腹膜炎;宫体部肌层壁较厚,血窦丰富,故术中出血较多,术后愈合较差;切口易与大网膜、肠管、腹壁粘连,术后肠胀气、肠麻痹也易发生;再次分娩时较易与膀胱和腹膜粘连。古典式切口的适应证有:早产孕周小,子宫下段狭窄,发育较差,粘连致密;子宫结构异常,如下段肌瘤或子宫缩复环,也适合于某些前置胎盘或胎位异常的孕妇,如背朝下的横位、早产臀位及交锁双胎。

3.腹膜外剖宫产术　整个手术操作在腹膜外,可避免感染的宫腔内容物进入腹腔,故一般用于已有明显宫腔感染的病例。因其操作较复杂,费时亦长,有胎儿窘迫存在或胎儿巨大者,技术操作不熟练者不适用。

【手术注意事项】

(1)应掌握适应证:剖宫产术有一定的并发症,故在决定手术时应根据孕妇的情况,全面综合分析,慎重考虑。

(2)注意勿损伤膀胱:分层切开腹壁、腹膜、膀胱子宫反折腹膜,推膀胱时层次应分辨清楚,尤在腹膜外剖宫产时,分离膀胱是关键,应认清解剖关系,找到正确膀胱腹膜间隙,必须将膀胱筋膜切开,从左侧找到膀胱边缘开始,一旦分离出间歇后,其余则较易分离。

(3)勿损伤胎儿:因子宫下段较薄,故在切开子宫壁时应逐渐深入,勿一次切透。延长子宫下段横切口可用手指撕开。如用剪刀剪,刀刃必须紧贴宫壁,并以左手示指引导。

(4)子宫切口长度适宜:过大容易损伤侧旁血管丛,过小易引起撕裂,尤其是子宫下段剖宫产,宫壁薄,若横切口撕裂时甚至可波及后壁,于止血及缝合时损伤输尿管。

(5)注意出血:出血多为子宫壁静脉窦出血或子宫收缩不佳所致。子宫下段横切口剖宫产时,由于该处肌壁薄,容易向两侧角撕裂,致血管裂伤易出血。手术时应注意子宫右旋转的特点,防止切口偏于左侧。切口要够大,娩出胎头时要沉着,稳妥。如有裂伤,一边吸血,一边用卵圆钳夹住裂口边缘,弄清解剖后迅速将出血点缝扎止血。缝合子宫下段横切口时,两角处应超过顶部 0.5cm,以防因血管回缩而引起出血或血肿。

(6)娩出胎儿后如无特殊情况应等待胎盘自然剥离,否则子宫肌纤维尚未缩复时取出胎盘,易引起出血增多。

(7)切缘正确对合后再予以缝合,子宫下段横切口时,切勿将子宫下段后壁缝于切口前缘上。

(8)缝合腹膜前应探查两侧附件是否有异常。

【术后注意事项】

(1)术毕应将宫腔及阴道内积血清除,可按压宫底及用手指按压阴道后壁,清除阴道内积血。

（2）术后当日取平卧位，第2日改半卧位。

（3）术后12小时内密切注意子宫收缩及阴道出血情况。

（4）术后留置导尿管24小时。取出导尿管后可适当起床活动，以利恶露排出及减少腹腔脏器粘连。

（5）酌情补液及应用抗生素预防感染。

【并发症及其处理】

1.出血　出血可为子宫切口出血，子宫血管裂伤及子宫收缩不佳而致。

2.膀胱损伤　膀胱损伤多在切开腹壁腹膜、膀胱子宫反折腹膜，以及下段纵切口撕裂或娩出胎头时撕裂所致。术前应放置导尿管，注意腹膜膀胱界限，娩出胎头应沉着、稳妥，如膀胱被胎头压迫不能推下时，子宫切口位置可稍高些。一经发现膀胱损伤应即修补，膀胱破口用0/3号肠线作全层间断缝合，其外再用0/3号肠线作间断包埋缝合。

3.损伤胎儿　多为切开子宫时不谨慎所切伤，如新生儿被切开伤口较表浅，局部涂消毒药水，如切开伤口较深应予细针细线缝合。

4.宫腔感染，腹壁切口感染　如胎膜早破，术前阴道操作较多，产程较长，估计有术后感染可能时可采取腹膜外剖宫产，术中做宫腔培养，术后用广谱抗生素。注意子宫缩复及恶露情况，体温变化，血白细胞计数及分类的检查。腹壁伤口有硬结可局部物理治疗，如有化脓则清创换药。

第九章　妇科常见疾病

第一节　阴道炎症

一、滴虫性阴道炎

滴虫性阴道炎(TV)是由阴道毛滴虫引起的一种常见的阴道炎,属性传播疾病,也可通过公共浴池、浴盆、厕所马桶、游泳池、内衣裤及医用器械等间接传播。目前认为滴虫性阴道炎与妇科并发症(如衣原体、淋球菌感染、盆腔炎、宫颈不典型增生和艾滋病毒感染与传播)和围生期并发症(如早产、胎膜早破、低体重儿)存在相关性。

【主诉】

患者白带增多、外阴瘙痒。

【临床特点】

(一)主要症状

1.白带增多、稀薄,呈泡沫样,黄绿色、有臭味。

2.外阴瘙痒,主要累及阴道口及外阴部位。

(二)次要症状

可伴有外阴、阴道充血、烧灼感、疼痛和性交痛。阴道毛滴虫能吞噬精子,并能阻碍乳酸形成,影响精子的存活,可致不孕。如伴尿道感染时,有尿频、尿急、尿痛或血尿;如有其他细菌混合感染,则分泌物呈脓性,可有臭味。

(三)体征

阴道黏膜充血,严重者有散在出血点,阴道后穹隆内有大量白带,呈黄白色、灰黄色稀薄泡沫样液体或为黄绿色脓性分泌物,常呈泡沫状。滴虫携带者阴道黏膜可无异常发现。

(四)误诊分析

1.念珠菌性阴道炎　症状相似,但白带多为水样或脓样,夹杂着乳酪样或豆腐渣样物。直接镜检可见到成群的卵圆形的孢子及菌丝。

2.细菌性阴道病　两者均有白带增多,但细菌性阴道病具有以下一些特点:①非化脓性灰白色黏稠阴道分泌物;②阴道分泌物有鱼腥味,胺试验阳性;③阴道分泌物 pH 值 5.0～5.5;④分泌物中有线索细胞。

【辅助检查】

(一)首要检查

阴道分泌物悬滴法:简便易行,是临床常用的方法。加 1 小滴生理盐水于玻片上,用消毒的棉拭子从阴道后穹隆处取少许分泌物混于生理盐水中,并立即在低倍镜下寻找滴虫。滴虫呈梨形,后端尖,为多核白细胞的 2～3 倍大小。虫体顶端有鞭毛 4 根,体部有波动膜,后端有轴柱凸出。活的滴虫透明无色,呈水滴状,鞭毛随波动膜的波动而摆动。若标本中有滴虫时,显微镜下可见到运动活泼、比白细胞稍大的虫体,亦可见到周围白细胞等被推移。

(二)次要检查

1.涂片染色法　将阴道分泌物涂片后置于室温下干燥后镜检。涂片中见到典型的滴虫特征如下:虫体比白细胞大 2～3 倍,呈椭圆形,前 1/3 处有 1 个长圆形的细胞核,核的前端有 4 根前鞭毛和 1 根后鞭毛,有 1 根细长的轴柱由前端向后贯穿虫体并伸出体外,有时能见到占体长 1/3～2/3 的波动膜。由于涂片操作受多种因素影响,难以见到典型的虫体结构,其显著特征是:长圆形的细胞核,常位于偏心位置,疏松而有空泡的细胞质,以及偶尔可见到的 4 根长鞭毛。虫体的形态可为圆形、长圆形、三角形,甚至多角形等。

2.培养法　将阴道分泌物置于培养基中,置 37℃ 温箱培养 48 小时,取出 1 滴培养物做悬滴法或涂片染色法检查。如为阴性,培养 6～7 日后再检查一次。

3.PCR 法　用于实验室检测阴道滴虫。

(三)检查注意事项

1.悬滴法是检查滴虫最简便的方法,阳性率可达 60%～70%。但如未找到滴虫,亦不能排除滴虫性阴道炎。

2.经染色后,涂片形态清晰,有利于仔细观察虫体结构,检出阳性率增高。

3.若标本中因滴虫数量少而多次悬滴未能发现滴虫,对可疑患者,可用培养法,其准确度可达 98% 左右。因操作较为繁琐,目前主要用于检查轻症患者、带虫者或慢性患者,作为诊断和疗效观察的依据。有时经培养后虫体仍较少,可取培养液离心沉淀后做涂片检查。

4.PCR 的敏感性和特异性分别为 80.95% 和 97.21%。

【治疗要点】

(一)治疗原则

治疗以全身用药为主,结合局部用药。

(二)具体治疗方法

1.全身用药　滴虫性阴道炎常伴有泌尿生殖系统及肠道内的滴虫感染,单纯局部用药不易彻底消灭滴虫,应尽量选择全身用药,主要应用甲硝唑及替硝唑。

2.局部用药　亦有疗效,但较口服较差。不能耐受口服药物或不适宜全身用药者,可选择阴道局部用药。可使用弱酸性液(如乳酸溶液 10ml 加入 1000ml 温开水中,冲洗阴道,每日 1 次;或 1%~0.5%醋酸溶液 5ml 加入 1000ml 温开水中,冲洗阴道,每日 1 次,共 10 日)清洗外阴及甲硝唑栓阴道塞入。

3.硝基咪唑类药物治疗　根据 2008 年 11 月中华医学会妇产科分会感染性疾病协作组提出的《滴虫性阴道炎诊治规范》,硝基咪唑类药物是美国食品和药品管理局(FDA)批准的用于治疗滴虫性阴道炎的药物。

(1)推荐方案:全身用药:甲硝唑片 2g,单次口服;或替硝唑片 2g,单次口服。

(2)替代方案:全身用药:甲硝唑 400mg,每日 2 次,口服,共 7 日。

(3)对不能耐受口服药物或不适宜全身用药者:可选择阴道局部用药。甲硝唑阴道泡腾片 0.2g,塞入阴道,每晚 1 次,共用 7 日。

(三)治疗注意事项

1.滴虫适宜在 pH 值为 5.2~6.6 的环境中生长繁殖,用酸性溶液冲洗阴道,增加阴道酸度,使其 pH 值<5,可抑制滴虫繁殖。因此,阴道用药前先用 1%乳酸液或 0.1%~0.5%醋酸液冲洗阴道可提高疗效。

2.滴虫不仅寄生阴道,还常侵入尿道旁腺、膀胱及男性的包皮皱褶、尿道及前列腺中,男性可为无症状的滴虫携带者,也可患滴虫性尿道炎、前列腺炎或附睾炎。

3.患者的性伴侣需同时治疗,应同时口服甲硝唑或替硝唑,避免性生活直到患者治愈为止。

4.治疗期间应避免无保护性接触,久治不愈,注意查找原因,切断传播途径。

5.妊娠期用药,目前尚没有足够数据表明对其进行治疗可降低围生期并发症的发病率。对感染阴道滴虫的妊娠妇女进行治疗,可缓解阴道分泌物增多症状,防止新生儿呼吸道和生殖道感染,阻止阴道滴虫的进一步传播。但临床中应权衡利弊,知情选择。

6.哺乳期可选择甲硝唑全身或局部治疗,虽无甲硝唑对婴儿有不良反应的报道,但建议用药后 24 小时内暂不宜哺乳。

7.甲硝唑别名灭滴灵,对大多数厌氧菌有强大抗菌作用,但对需氧菌和间性厌氧菌无作用。用于治疗阿米巴原虫、阴道毛滴虫及厌氧菌感染。属美国食品和药品管理局(FDA)妊娠 B 类药物,即允许在孕期应用,但其胎盘屏障穿透性高,动物实验有致突变作用,故妊娠前 3 个月内要避免应用。鉴于中国药典仍为妊娠期禁用,若此期应用甲硝唑最好与患者及其家属协商后决定。

8.替硝唑别名服净、快服净,对原虫和厌氧菌有高度活性,可用于抗原虫及抗厌氧菌感染,可致恶心、厌食、腹泻、疲倦、头痛、皮疹、荨麻疹、血管神经性水肿、白细胞及血小板减少等,也可以引起头昏、眩晕、共济失调等症状。属美国食品和药品管理局(FDA)妊娠 C 类药物,应禁用。

9.服用甲硝唑 24 小时内或在服用替硝唑 72 小时内应戒酒,原因为甲硝唑或替硝唑可以抑制血清中乙醇脱氧酶活性,使进入人体的乙醇不能充分氧化,导致乙醇在体内蓄积,代谢受阻,从而出现皮肤潮红、呕吐、腹痛、腹泻等戒酒硫样(双硫醒样)反应。

10.治愈标准,滴虫性阴道炎常在月经期后复发,故疗程结束后,应在每次月经期后复查阴道分泌物,经连续检察 3 次阴性者,方为治愈。且治疗后检查滴虫阴性时,仍应于下次月经后继续治疗一疗程巩固疗效,并且内裤及洗涤用具应煮沸 5～10 分钟以消灭病原体,防止重复感染。

二、外阴阴道假丝酵母菌病

外阴阴道假丝酵母菌病(VVC)又称外阴阴道念珠菌病,是仅次于细菌性阴道病的最常见的阴道炎症性疾病。本病80%～90%由白色念珠菌感染所致,少数可由光滑念珠菌、近平滑念珠菌或热带念珠菌等引起。

念珠菌可相互传染,而自身传染是念珠菌阴道炎反复发作的主要原因。

【主诉】

患者外阴瘙痒、灼痛,白带增多。

【临床特点】

(一)主要症状

患者表现为外阴重度瘙痒、有较多稠厚的白色豆渣或凝乳状样白带,于性交、排尿时加剧,严重时坐卧不安,痛苦异常。

(二)次要症状

外阴烧灼感、性交痛、尿频、尿急和尿痛。少数患者出现白带异味。

（三）体征

检查时可见小阴唇内侧及阴道黏膜上附着白色膜状物,擦除后可见黏膜红肿、糜烂。急性期还可能见到白色膜状物覆盖下有受损的糜烂面及浅溃疡。典型的白带为白色、凝块状和豆渣样,也可为水样稀薄白带。宫颈常为正常。部分患者表现为外阴局部严重充血、水肿,可蔓延至腹股沟区和会阴区,这些患者可无明显白带增多。

（四）误诊分析

1.细菌性阴道病　亦可表现为外阴瘙痒和白带增多,但瘙痒程度较轻或无,且阴道分泌物多为非化脓性灰白色黏稠状,匀质,有腥臭味,阴道黏膜正常,无水肿及红斑改变,阴道分泌物 pH 值>4.5,胺试验阳性,镜检可见线索细胞,白细胞极少。

2.滴虫性阴道炎　亦可表现为外阴瘙痒和白带增多,但瘙痒程度较轻,且阴道分泌物多为稀薄、脓性泡沫状,阴道黏膜可见散在出血点,阴道分泌物 pH 值>5.0,镜检可见阴道毛滴虫,白细胞较多。

3.外阴皮肤病　如接触性皮炎、过敏性皮炎、硬化性苔藓或上皮内瘤样病变,VVC 经常在皮肤病的前后或同时并存,有相似之处。白色念珠菌的生物特征为其外表有甘露糖,易黏附在阴道鳞状上皮而致病,但它很难黏附在外阴的角化组织,故健康的外阴皮肤具有抗感染屏障作用。当接触性皮炎、过敏性皮炎、硬化性苔藓或上皮内瘤样病变时,念珠菌黏附于异常上皮表面而导致 VVC。对外阴瘙痒、灼痛、局部充血、有皮损时,或治疗无效时要注意排除 VVC,但同时应鉴别是否合并其他皮肤病。

4.外阴前庭炎综合征　亦可有外阴瘙痒、灼痛,但本病好发于性生活活跃的妇女,多数既往有反复细菌、尖锐湿疣感染史。诊断标准为:①触摸外阴前庭部,或阴茎插入阴道,或将栓剂送入阴道时,患者即感严重疼痛;②压迫外阴前庭部时,局部有压痛;③前庭部呈现出不同程度的红斑。棉签试验是检查前庭触痛的有效方法:用棉签轻压处女膜环上的腺体开口或阴道后系带时有点状疼痛。性交时疼痛异常,甚至在性交后 24 小时内都感到外阴部灼热疼痛,严重者无法进行性生活。

【辅助检查】

（一）首要检查

生殖器念珠菌感染,常规实验室诊断主要是直接涂片镜检,特异性高。必要时才做培养和鉴定,培养仍然是最敏感的诊断方法。典型病例不难诊断。分泌物涂片找到念珠菌孢子和假菌丝即可确诊。

1.悬滴法　用无菌棉拭子从后穹隆取阴道分泌物做涂片,在玻片上加 1 滴

10％氢氧化钾溶液,加盖玻片后镜检。可见到成群的卵圆形的孢子及菌丝,两者均呈淡绿色。生理盐水法阳性率低,不予推荐。

2.染色法 阳性率可达80％。取阴道分泌物涂片,待其干燥后做亚甲蓝和革兰染色镜检。涂片中可见念珠菌为革兰阳性的卵圆形或瓜子形酵母样细胞。偶见芽生孢子及假菌丝。

3.培养法 由于约有50％的念珠菌培养阳性患者显微镜检查念珠菌阴性,故对症状和体征明显而显微镜检查阴性的患者有必要进行念珠菌培养。培养法阳性率更高,且可获得念珠菌做进一步鉴定,确定敏感的抗真菌药物,可用于难治性外阴阴道假丝酵母菌病(VVC)或复发性外阴阴道念珠菌病(RVVC)。

(二)次要检查

1.芽管形成试验 白色念珠菌在动物和人血清中形成芽管,而其他念珠菌则不能,因此可据此进行鉴别。

2.厚壁孢子形成试验 将待检真菌接种于玉米粉吐温80琼脂平皿上,24～48小时后镜检,若为白色念珠菌,则菌丝顶端有厚壁孢子生长。

3.糖发酵试验 常用葡萄糖、麦芽糖、蔗糖、乳糖等。把已在无糖液体培养基中传了2～3代的待检菌移种至糖发酵管中,石蜡密闭液面,置37℃环境下2日后,观察有无产酸、产气。白色念珠菌可使葡萄糖和麦芽糖产酸产气,对蔗糖产酸,对乳糖无作用。

4.阴道pH值 正常时pH值<4.5,如有混合感染,pH值>4.5。

(三)检查注意事项

1.阴道分泌物悬滴检查应在月经干净后3日进行。

2.染色法加盖玻片时不可有气泡,否则会影响观察。

3.悬滴法及染色法简便易行,菌丝阳性率可达70％～80％,但取材方法一定要准确,分泌物量要稍多。

4.做革兰染色需按标准操作进行,尤其是脱色时间要掌握准确。脱色时间的长短受涂片厚薄及乙醇用量多少等多种因素的影响,难以严格规定。

5.在怀疑有无RVVC再发的患者中,用上固定染色的阴道涂片有着重要意义,亚甲蓝染色涂片比Giemsa染色更容易诊断,可指导生殖道念珠菌感染的治疗。

6.对老年肥胖及久治不愈者,应查尿糖、血糖。

【治疗要点】

(一)治疗原则

1.积极去除诱因,合理应用抗生素及糖皮质激素。

2.规范化应用抗真菌药物,首次发作或首次就诊是规范化治疗的关键时期。

3.目前有多种唑类抗念珠菌制剂和剂型,尚无证据说明任何一种优于其他另一种。没有任何一种剂型或制剂适合所有的外阴阴道念珠菌病患者,也没有任何一种剂型或制剂可在 24 小时内杀灭全部念珠菌。在临床实践中,倾向于应用短疗程口服和局部制剂疗效较好。

4.单纯性 VVC 以局部用药为主,重度 VVC 以口服用药为主,RVVC 治疗原则包括强化治疗和巩固治疗。

(二)具体治疗方法

1.无症状者　多不主张治疗。

2.单纯性 VVC　首选阴道用药,下列方案任选一种,具体采用下列方案。

(1)局部用药:①咪康唑栓:400mg,每晚 1 次,共 3 日;②咪康唑栓:200mg,每晚 1 次,共 7 日;③制霉菌素泡腾片:10 万 U,每晚 1 次,共 14 日;④制霉菌素片:50 万 U,每晚 1 次,共 14 日;⑤克霉唑栓:500mg,单次用药;⑥克霉唑栓:100mg,每晚 1 次,共 7 日;⑦碳酸氢钠粉:稀释成 2%～4%溶液冲洗外阴及阴道,每晚 1 次,用于改变局部酸碱度,提高疗效。

(2)全身用药:应用方便且局部不良反应小,适用于未婚、无性生活的女性、外出不方便局部用药者和即将月经来潮者。可选用氟康唑(大扶康)胶囊 150mg,单次口服;或伊曲康唑(斯皮仁诺)胶囊 200mg,每日 2 次,口服,共 1 日。

3.重度 VVC　首选口服用药,症状严重者,局部应用低浓度糖皮质激素软膏或唑类霜剂。

(1)口服用药:可选用伊曲康唑 200mg,每日 2 次,共 2 日;或氟康唑 150mg,顿服,3 日后重复一次。

(2)阴道用药:应在治疗单纯性 VVC 方案基础上,延长疗程,经典唑类 7～14 日。

4.妊娠期 VVC　早孕期权衡利弊慎用药物。选择对胎儿无害的唑类阴道用药,而不选用口服抗真菌药物治疗。具体方案同单纯性 VVC。

5.RWC　分为初步强化治疗和巩固治疗。强化治疗可选择口服制剂或局部制剂,常需每日用药至患者症状消失和念珠菌培养阴性,一般需 7～10 日。巩固治疗需低剂量长疗程,一般需 6 个月。具体治疗方案:

(1)强化治疗:

1)口服用药:可选用伊曲康唑 200mg,每日 2 次,2～3 日;或氟康唑 150mg,顿服,3 日后重复一次。

2)局部用药:可选用咪康唑栓 400mg,每晚 1 次,共 6 日;或咪康唑栓 200mg,每晚 1 次,7～14 日;或克霉唑栓 500mg,3 日后重复一次;或克霉唑栓 100mg,每晚 1 次,7～14 日。

(2)巩固治疗:鉴于目前国内外没有成熟方案,下列方案仅供参考。

1)口服用药:应小剂量、长疗程达 6 个月。

2)局部用药:可选用咪康唑栓 400mg,每日 1 次,每月 3～6 次,共 6 个月;或克霉唑栓 500mg,每周 1 次,共 6 个月。

(三)治疗注意事项

1.治疗以前应首先寻找病因,如查尿糖、血糖,仔细询问有无应用大剂量雌激素或长期服用广谱抗生素史,如有以上情况,需合理使用抗生素,积极治疗糖尿病。同时应注意有无合并滴虫性阴道炎,有无肠道念珠菌感染,如存在以上合并症,应积极治疗。

2.碱性液体冲洗阴道的目的在于降低阴道酸度,使不利于念珠菌生长繁殖。

3.性伴侣治疗期间应避免性生活或采用避孕套,一般无需对性伴侣同时治疗,有生殖器真菌感染者除外。一些患者的配偶在性交后出现一过性龟头炎症状和体征,包括局部瘙痒充血、灼痛和红斑,通常在性交后数分钟出现,可持续数小时,可在淋浴后自行消失。20％的复发性外阴阴道念珠菌病患者的配偶有以上病史。

4.妊娠妇女在妊娠 8 月以前应当进行治疗,但禁服伊曲康唑及氟康唑,而以局部用药为宜,以避免感染新生儿。在常用的抗真菌药物中,美国食品和药品管理局(FDA)仅批准使用制霉菌素、克霉唑及咪康唑三种。延长治疗时间(如 2 周)可提高疗效及根除外阴阴道念珠菌病。克霉唑(500mg)单次阴道给药对妊娠合并外阴阴道念珠菌病有较好的疗效。

5.治疗期间为防止肠道念珠菌自身传染,可予以制霉菌素片 50 万 U,每日 4 次,口服,连服 10 日。

6.非处方(OTC)抗真菌药使用不当,一些妇女没有经过医院明确诊断,仅依据主观症状而用非处方抗真菌药治疗,故很多情况下非处方药使用不当。由于局部抗真菌药的浓度远高于抑制真菌所需浓度,使宿主阴道菌群变异,尤其当不必要且长期暴露于抗真菌药物中,易促使真菌耐药。此外,滥用局部抗真菌药不但浪费金钱,还可使外阴过敏和发生慢性外阴炎。

7.酮康唑,因其肝毒性而不能广泛应用于治疗外阴阴道念珠菌病,有肝炎病史者禁用。

8.咪康唑为高效、安全、广谱抗真菌药,对白色念珠菌、曲菌、隐球菌、芽生菌、球孢子菌、拟酵母菌等深部真菌和一些表浅真菌,以及葡萄球菌、链球菌及炭疽杆菌等革兰阳性菌均有较强的抑制作用。口服吸收差,主要在肝脏代谢。用于治疗浅表真菌感染。口服或静脉滴注用于治疗不能耐受两性霉素 B 或治疗效果不佳的深部真菌病。属 FDA 妊娠 C 类药物。

9.克霉唑为广谱抗真菌药,对各种皮肤癣菌均有抑制作用,对深部真菌和其他细菌无效。不易透过表皮角质层,因此外用无效。口服吸收后沉积在上皮的角蛋白层中,并能渗入毛囊,与皮肤、毛囊、指(趾)甲的角蛋白结合,防止皮肤真菌的继续侵入。用于治疗隐球菌脑膜炎、肺部真菌感染和真菌败血症,以及胃肠道、泌尿道及生殖道真菌感染。属 FDA 妊娠 B 类药物。

10.制霉菌素为广谱抗真菌药,对多种深部真菌有较强的抑制作用。其作用机制可能是与真菌细胞膜中的甾醇结合,使胞质膜受损,引起菌内容物外渗而发挥抗真菌作用。因细菌和立克次体等胞质膜不含甾醇,故对细菌及立克次体等无作用。口服不易吸收,几乎全部从粪便中排出。注射剂毒性大,故只限于局部用药。主要用于消化道、口腔、阴道和皮肤的白色念珠菌感染。属 FDA 妊娠 B 类药物。

11.氟康唑对深部真菌有抗菌作用,口服吸收良好,吸收率大于 90%。用于治疗全身性及黏膜念珠菌感染、隐球菌感染、小孢子菌属感染及毛癣菌属感染等。属 FDA 妊娠 C 类药物。

12.伊曲康唑为具有三唑环的合成唑类抗真菌药,对深部真菌与浅表真菌均有抗菌作用,三唑环的结构使本品对人体细胞色素 P_{450} 的亲和力降低,但对真菌细胞色素 P_{450} 却仍保持较强的亲和力。该药与食物同时服用时吸收增加,是高度脂溶性化合物。临床主要用于深部真菌引起的系统感染,亦可用于外阴阴道念珠菌病及曲菌病等。

13.治愈标准为治疗结束后,于下次月经干净后复查阴道分泌物,如未见念珠菌,则需再局部用药 1～2 个疗程以巩固疗效。经净后连续复查 3 次阴性方为治愈。

三、细菌性阴道病

细菌性阴道病(BV)为阴道内正常菌群失调所致的一种混合感染,但临床及病理特征无炎症改变,其本质是正常寄生在阴道内的菌群失调,阴道内乳酸杆菌减少而其他细菌大量繁殖,主要有加德纳菌、厌氧菌(普雷沃菌属、动弯杆菌、紫单胞菌、类杆菌、消化链球菌等)及人型支原体。

临床上下列 4 项临床特征中至少具有 3 项可诊断为 BV,其中线索细胞阳性必备。

1.阴道分泌物均匀、稀薄。

2.阴道 pH 值＞4.5(一般为 5.0～5.5)。

3.胺试验阳性。

4.线索细胞阳性(线索细胞占全部上皮细胞 20％以上者为线索细胞阳性)。

【主诉】

患者阴道分泌物增多,伴异味。

【临床特点】

(一)主要症状

10％～40％患者无临床症状,有症状者主要表现为白带增多,有鱼腥样恶臭味,性交后加重,有时可见泡沫。其机制在于厌氧菌可以产生胺类物质,碱化阴道,使分泌物增多并有臭味,厌氧菌代谢产生的气体可引起泡沫;酶和有机酸可以破坏宿主的防御机制,如溶解宫颈黏液,促进微生物进入上生殖道,引起炎症。

(二)次要症状

可伴有轻度的外阴瘙痒或烧灼感。

(三)体征

可见白带为均匀一致的量较多的稀薄白带,呈灰白色,容易将其从阴道壁拭去。阴道黏膜无红肿或充血等炎症表现,无滴虫、念珠菌或淋菌感染。

(四)误诊分析

1.滴虫性阴道炎　外阴瘙痒剧烈,外阴分泌物非糊状而呈泡沫状,且无鱼腥臭味,镜检见白细胞增多,并可见活动滴虫。

2.念珠菌性阴道炎　也可伴外阴明显瘙痒,阴道分泌物为较稠的白色或黄白色凝乳状或豆腐渣样;阴道壁往往充血,镜检见白细胞增多,并可查到及培养到念珠菌孢子及菌丝。

3.淋球菌性宫颈炎　淋球菌性宫颈炎发生时,宫颈充血明显,宫颈口及阴道可见多量黄色黏稠脓性分泌物,患者常伴尿路刺激征,镜检见上皮细胞内有革兰染色阴性的双球菌存在。

4.性心理异常或性病疑病症　常有不洁性生活史或知配偶有性传播疾病史后,自觉外阴不适,如有不同程度的痒痛及虫咬感,但阴道分泌物无异常、无线索细胞或偶见,且无其他病原菌检出。

5.外阴瘙痒症　可有不洁性生活史,自觉外阴瘙痒,但无分泌物异常及无病原体检出。该病主要与精神因素及个体素质有关,为一种皮肤病而非性传播疾病。

【辅助检查】

(一)首要检查

1.线索细胞阳性 在载玻片上加 1 滴生理盐水,取阴道分泌物混合成悬液,加上盖玻片,置高倍(400 倍)镜检查。线索细胞即阴道脱落的表层鳞状上皮细胞,于细胞边缘贴附大量颗粒状物即加德纳尔菌,细胞边缘呈锯齿状且模糊不清。

2.阴道 pH 值测定 正常阴道内的 pH 值为 3.8~4.2,细菌性阴道病时 pH 值常>4.5,多为 5.0~5.5。方法:可用阴道窥器扩展阴道,用 pH 试纸接触阴道壁,或用不沾盐水的棉拭子取分泌物后涂于 pH 试纸上。

3.胺试验阳性 取阴道分泌物置于载玻片上,加 1 滴 10%氢氧化钾溶液,则释放出特殊难闻的"鱼腥味",即氨味。

(二)次要检查

1.阴道微生态 主要包括过氧化氢(阴道乳酸杆菌的标志物)、唾液酸苷酶(加德纳菌、游动弯曲杆菌等 BV 致病菌的标志物)和白细胞酯酶(炎性细胞的标志物)三项指标。其方法为先用棉签于阴道后穹隆处旋转 10~20 秒,以清晰见到棉签上有分泌物附着为准,加 $400\mu l$ 稀释液,反复挤压棉签,使样品溢出。在试剂盒反应装置的三个孔中滴加一滴处理过的样品,约 $35\mu l$,以没过反应孔 1/2 为宜,之后在"唾液酸酐酶"反应孔中滴加一滴显色液,将反应装置放在气温为 37℃的水浴箱中显色 15 分钟或室温静置 30 分钟,立即判读结果。

(1)过氧化氢:显红色、紫色或蓝紫色为阴性;显蓝色为阳性。

(2)唾液酸苷酶:不显色或黄色为阴性;显红色、紫色或蓝色为阳性,显蓝色表示唾液酸苷酶活性浓度很高。

(3)白细胞酯酶:参照标准比色板比色判读结果,(一)和(±)为阴性,(+)、(++)、(+++)为阳性。

2.加德纳菌培养 先将阴道分泌物接种到选择性培养基上,然后再把可疑菌落接种到巧克力琼脂或血液琼脂培养基上。加德纳菌在 5%的二氧化碳环境中在 37℃温度条件下培养 48 小时,长成直径约 0.5mm 的菌落。菌落为圆形,不透明,表面光滑,在人血或兔血琼脂培养基上有一圈弥漫的 β 溶血环,但不能溶解羊红细胞。取该菌做涂片,可见 $0.3\mu m\times2\mu m$ 大小、多形性的革兰染色不稳定的球杆菌。

3.BV 蓝 加德纳菌等造成 BV 的细菌可以产生足量的唾液酸酶,BV 蓝是一种酶活性检测试剂,可用于检测唾液酸酶活性水平。该法快速、简便,20 分钟出结果。将阴道分泌物浸入测试管溶液中 37℃温育 10 分钟,加入 1~2 滴显色剂,3 分钟内观察颜色。若测试管或棉拭子上呈蓝色或绿色,则 BV 蓝检测阳性;若呈黄色,则为阴性。

(三)检查注意事项

1.取材应注意取自阴道侧壁的分泌物,不应取自宫颈管或后穹隆。

2.由于阴道中的精液、宫颈黏液、经血及滴虫性阴道炎等均可使阴道 pH 值升高,故阴道 pH 值测定的特异性不高。

3.胺试验对于 BV 的诊断价值很高,但氨味释放常不敏感,缺乏氨味并不能排除本病。

4.显微镜检查还可以发现细菌的种类及数量发生变化,长杆状的乳酸杆菌数目明显减少,而细菌总数明显增加,短杆菌和球杆菌占优势,可作为诊断本病的参考。

5.加德纳菌是引起 BV 病的主要病原菌之一,培养阳性结合临床有助于诊断。但 40%的健康女性和 40%治疗后的女性患者也可培养出加德纳菌,因此,本菌的培养对 BV 的诊断并非必需。但若未培养出该菌,则有助于否定诊断。

6.行阴道微生态检查时,应注意脓性样品、血性样品以及浓稠分泌物可能会出现棕黄色反应,此现象并非唾液酸苷酶的呈色反应,应判读为阴性。受检者取样前 24 小时应禁止性生活、盆浴、阴道灌洗及局部上药等,以免影响检查结果。经期样品对结果判读有影响,不宜检测。

【治疗要点】

(一)治疗原则

治疗原则为灭菌抗炎,对症治疗。

(二)具体治疗方法

根据中华医学会妇产科分会感染性疾病协作组 2008 年提出的《细菌性阴道病诊治规范》,具体治疗方案如下。

1.一般治疗　注意局部卫生,平时尽量不要冲洗阴道,以免引起菌群失调。

2.药物治疗　首选下列方案之一:①甲硝唑 400mg,每日 2 次,口服,共 7 日;②0.75%甲硝唑膏(5g),每日 2 次,阴道上药,共 5 日;③或 2%克林霉素膏(5g),每晚 1 次,阴道上药,共 7 日。

3.替换方案　①甲硝唑 2g,单次顿服,共 1 次;②替硝唑 2g,单次顿服,共 1 次;③克林霉素 300mg,每日 2 次,口服,共 7 日。

4.孕期及哺乳期治疗

(1)首选方案:甲硝唑 250mg,每日 3 次,口服,共 7 日。

(2)替换方案:①甲硝唑 2g,单次顿服,共 1 次;②克林霉素 300mg,每日 2 次,口服,共 7 日;③0.75％甲硝唑膏 5g,每日 2 次,阴道给药,共 5 日。

5.复发性 BV 用药方案　①甲硝唑 500mg,每日 2 次,口服,共 10～14 日;②0.75％甲硝唑膏(5g),每日 1 次,阴道给药,共 10 日;③巩固治疗:应用 0.75％甲硝唑膏(5g),阴道给药,每周 2 次,共 4～6 个月。

(三)治疗注意事项

1.无症状患者　无需常规治疗。

2.对拟进行手术的患者　对拟进行子宫全切术、附件切除术、刮宫术及宫腔镜检查等妇科手术的细菌性阴道病患者应进行治疗,以防止术后感染。

3.性伴侣的治疗　本病虽与多个性伴侣有关,但对性伴侣治疗并未改善治疗效果及降低复发率,因此性伴侣无需常规治疗,但若患者是反复发作或难治性细菌性阴道病,应对其性伴侣予以治疗。

4.妊娠期用药　本病在妊娠期有合并上生殖道感染的可能,多选择口服用药,可使用甲硝唑全身治疗,Mayo Clinic 研究 771 名滴虫患者使用甲硝唑,检测 10～20 年,未发现有致癌作用。但应尽量避免应用甲硝唑 2g,单次顿服方案。美国疾病预防和控制中心不主张在妊娠中晚期阴道内使用克林霉素霜,因其全身用药优于局部用药,全身用药可对亚临床和临床上生殖道感染病灶产生一定药物浓度,从而起到降低胎膜早破、早产和低出生体重儿发病率以及减少产褥感染的作用。

5.对有早产史及所有有症状的患者　应予治疗,可降低细菌性阴道病所致的早产率。

6.哺乳期用药　克林霉素在乳汁中的浓度为 0.7～3.8μg/ml,有报道提出有引起新生儿血性腹泻的病例,可能是克林霉素引起的肠炎,在哺乳期应用时加以注意。

《细菌性阴道病诊治规范》中建议选择局部克林霉素治疗 BV,避免应用甲硝唑 2g,单次顿服方案治疗。有资料称可选择甲硝唑全身或局部治疗,虽无甲硝唑对婴儿有不良反应的报道,但建议用药后 24 小时内暂不宜哺乳。

7.非孕期妇女　也可选用替硝唑治疗细菌性阴道病。

8.复发性 BV　在一年内反复发作 3 次或以上。复发性 BV 系患者阴道内相关微生物再激活,而不是再感染。

9.并发症的治疗

(1)盆腔炎:应缓解症状、消除当前感染,并降低远期后遗症的危险。

(2)异常子宫出血和子宫内膜炎:均需给予口服甲硝唑治疗,对于子宫出血可以迅速得以缓解。

(3)妇科手术后感染:对手术流产女性口服甲硝唑治疗 BV,可减少 70％的术后盆腔炎发生率。

(4)不育和流产:BV 患者输卵管因素不育症发生率增高。在助孕治疗中,BV 患者和非 BV 患者的胚胎种植率相似,但 BV 患者早孕期流产率高于非 BV 患者。应积极治疗原发病并指导受孕,怀孕期间做好产前检查。

(5)羊膜绒毛膜炎、胎膜早破、早产和低出生体重儿:BV 患者阴道内细菌可通过胎膜进入羊膜腔,导致羊膜炎及羊膜绒毛膜炎,并可进一步发展为胎膜早破、早产和分娩低出生体重儿。因此,对于有早产史及有症状的 BV 患者应予治疗,以降低早产率。对于足月胎膜早破可进行观察,一般在破膜后 12 小时内自行临产;早产胎膜早破应抑制宫缩,防止感染,积极促胎肺成熟。

10.治愈标准 在治疗后 1～2 周及 3～4 周(或月经后)复查,线索细胞阴性(湿片上线索细胞＜20％),再加上以下 3 项评价指标中至少 1 项:①白带正常;②阴道 pH 值≤4.5;③胺试验阴性。

11.随访 治疗后如果症状消失,无需常规随访治疗效果。对孕妇患者需要随访治疗效果。

12.预防 由于 BV 的发病机制不清,目前无有效预防措施,采取屏蔽避孕和避免阴道盥洗对预防本病可能有一定意义。

四、萎缩性阴道炎

萎缩性阴道炎又称老年性阴道炎,常见于绝经前后、手术切除双侧卵巢后、盆腔放射治疗后、哺乳过久以及卵巢功能早衰的妇女。不注意外阴清洁卫生、性生活频繁、营养不良等常为本病的诱因。

【主诉】

患者表现为阴道排液增多,呈黄水样,严重时为脓血性。

【临床特点】

1.主要症状 绝经前后妇女阴道分泌物增多,淡黄色,常呈水样,由于感染病菌不同,也可呈泡沫状,或呈脓性,或带有血性,由于分泌物的刺激,患者可出现外阴瘙痒或灼热疼痛感。由于卵巢功能减退,体内雌激素水平低落,导致阴道黏膜萎缩变薄,上皮细胞内糖原含量减少,乳酸杆菌减少,阴道酸度降低呈碱性,局部抵抗力削弱,故而致病菌易于入侵、繁殖,引起炎症而出现上述症状。

2.次要症状 常有外阴瘙痒、灼热、下坠感、疼痛及性交痛。若病变累及前庭、尿道口周围黏膜,则出现尿频、尿痛。若阴道黏膜发生浅表溃疡,可致粘连形成,溃瘀部瘢痕收缩可致阴道狭窄或部分阴道闭锁致分泌物引流不畅,形成阴道积脓。

3.体征　检查见阴道黏膜萎缩、菲薄,皱襞消失,阴道黏膜充血、红肿,有出血点,严重者可形成溃疡。若溃疡面与对侧粘连,检查时粘连可被分开而引起出血,粘连严重时可造成阴道狭窄或闭锁,有时还会造成阴道积脓。

4.误诊分析

(1)糖尿病继发性外阴阴道炎:两者均可有外阴瘙痒,阴道分泌物增多,查尿糖、血糖有助鉴别。

(2)宫颈癌、子宫内膜癌:老年性阴道炎可出现血性白带及少许阴道出血,故需与子宫恶性肿瘤鉴别,可做局部刮片或行阴道镜检查、宫腔镜检查、分段诊刮术及病理组织学检查,依靠病检明确诊断。

(3)阴道癌:老年性阴道炎妇科检查阴道壁可出现溃疡,需与阴道癌鉴别。可对阴道壁肉芽组织及溃疡者局部活检以确诊。

【辅助检查】

根据年龄和患者主诉不难做出诊断。

(一)首要检查

阴道分泌物检查,镜下见大量基底层细胞及白细胞而未见滴虫或念珠菌,清洁度Ⅱ~Ⅲ度。

(二)次要检查

1.性激素测定　包括血促卵泡生成素(FSH)及雌二醇(E_2)的测定,可用于评价用药效果。FSH 正常范围:青春期≤5U/L,育龄期 5~20U/L,绝经后＞40U/L。血 E_2 正常值:青春前期 18.35~110.10pmol/L,卵泡期 91.75~275.25pmol/L,排卵期 734.0~2202.0pmol/L,黄体期 367.0~1101.0pmol/L,绝经期 18.35~91.75pmol/L。用药后血 FSH 水平显著下降,E_2 水平显著上升为有效。

2.宫颈细胞学检查　有血性白带者,应行宫颈细胞学检查,排除宫颈癌。

3.分段诊刮术及病理组织学检查　有血性白带者,排除子宫内膜癌及阴道癌。

(三)检查注意事项

应注意在涂片中找滴虫、真菌以资鉴别。

【治疗要点】

(一)治疗原则

治疗原则提高机体及阴道的抵抗力,抑制病原菌的生长。

(二)具体治疗方法

1.加强营养　高蛋白饮食,注意补充维生素 B 及维生素 A,有助于阴道炎的消退。

2.改变阴道酸碱度,抑制细菌生长　可用1%乳酸溶液10ml加入1000ml温开水中,冲洗阴道,每日1次;或0.5%醋酸溶液5ml加入1000ml温开水中,冲洗阴道,每日1次。

3.阴道局部消炎,抑制细菌生长　甲硝唑栓剂0.2g,塞入阴道深部,每晚1次,共7～10次;或氟哌酸栓剂0.2g,塞入阴道深部,每晚1次,共7～10次。对合并子宫内膜炎者口服抗生素,如克林霉素,300mg,每日3次,口服,共5～7日。

4.提高雌激素水平　提高局部或全身雌激素水平,增强阴道黏膜抵抗力。

5.局部用药　己烯雌酚0.25mg,每晚1次,阴道给药,7次为一疗程;或倍美力(结合雌激素)软膏或欧维婷(雌三醇)软膏,每日0.5～1ml,阴道内注入,每晚1次,7～10次为一疗程;或可宝净(氯喹那多-普罗雌烯阴道片),每日1片,阴道给药,连续应用18日;或更宝芬(普罗雌烯)胶囊,1粒,塞入阴道,每日1次,连用20日。

6.全身用药　己烯雌酚0.125～0.25mg,每晚1次,口服,10次为一疗程;或倍美力(结合雌激素)0.625mg,每日1次,口服,维持1～2个月;或尼尔雌醇,首次口服4mg,以后每1～2周口服1次,每次2mg,维持1～2个月;替勃龙(利维爱)2.5mg,每日1次,口服,共7日。

(三)治疗注意事项

1.己烯雌酚为人工合成的非固醇类雌激素,局部涂搽可促使阴道上皮角化而不至于使子宫内膜增生。

2.尼尔雌醇即维尼安,为雌三醇衍生物,剂量小,作用时间长,口服长效雌激素,对子宫内膜的影响小、较安全。长期应用对子宫内膜有促进生长作用,应加用孕激素。

3.有雌激素依赖性肿瘤史的患者,禁忌使用雌激素类药物。故在应用雌激素类药前需检查乳腺及子宫内膜,注意有无乳腺增生或癌,或子宫内膜增生或癌。

4.治愈标准为自觉症状消失,外阴黏膜及阴道黏膜、宫颈黏膜恢复正常,阴道清洁度为Ⅰ度。

第二节　月经失调

一、功能失调性子宫出血

凡月经不正常,内、外生殖器无明显器质性病变或全身出血性疾病,而由神经内分泌调节紊乱引起的异常子宫出血,称为功能失调性子宫出血,简称功血,为妇科常见病。功血可发生于月经初潮至绝经间的任何年龄,50%的患者发生于绝经前期,育龄期占30%,青春期占20%。功血可分为排卵性和无排卵性两类,80%～90%的病例属无排卵性功血。

（一）无排卵性功能失调性子宫出血

【病因】

机体内部和外界许多因素(如神经精神因素、环境因素以及全身性疾病)均可通过大脑皮质和中枢神经系统影响下丘脑-垂体-卵巢轴功能。此外,营养不良、贫血及代谢紊乱也可影响激素的合成,而导致月经失调。

【病理生理】

无排卵性功血主要发生于青春期和围绝经期妇女,但两者的发病机制不完全相同。在青春期以中枢成熟障碍为主,下丘脑和垂体的调节功能尚未成熟,此时期垂体分泌FSH呈持续低水平,LH无高峰形成,故虽有卵泡发育,但无排卵,到达一定程度即发生卵泡退化、闭锁。而围绝经期妇女则是由于卵巢功能衰竭,卵巢卵泡对垂体促性腺激素的敏感性低下所致。

【诊断】

1.临床表现

(1)详细询问病史:应注意患者年龄、胎次、产次、历次分娩经过、月经史;一般健康情况,有无慢性疾病,如肝病、高血压、各种血液病;其他内分泌疾病,如甲状腺及肾上腺功能失调或肿瘤;精神因素,有无精神紧张、恐惧忧伤、精神冲动等;用口服或肌内注射避孕药者,尤其应问清服药史与出血的关系,注意使用内分泌药物的详细经过及治疗效果;有无生殖系统器质性病变,如与妊娠有关的各种子宫出血、炎症、良性及恶性肿瘤等。对出血情况需详细询问发病时间、流血量、持续时间、出血性质、出血前有无停经或反复出血等病史。

(2)临床症状:无排卵型功血即子宫内膜增殖症最多见,约占90%,主要发生于青春期和围绝经期,其特点是月经周期紊乱,经期长短不一,血量时多时少,甚至大量出血,反复发作。出血多者可致贫血。

(3)妇科检查:功血患者生殖器无明显病变,有时仅子宫略有增大,也有时可伴有一侧或双侧卵巢囊性增大。

2.辅助检查

(1)诊断性刮宫:诊断性刮宫将刮出物送病理检查既有诊断意义,也兼有治疗目的。刮宫时间的选择:如了解是否有排卵或黄体功能是否健全,则在经前期或月经来潮 6 小时内刮取内膜；如疑为内膜不规则剥脱，则在行经第 5 天刮取内膜；不规则出血需排除癌变者，则任何时间均可刮取内膜。

（2）宫腔镜或子宫输卵管造影：了解宫腔情况，宫腔镜下可见子宫内膜增厚，但也可不增厚，在宫腔镜直视下可对病变部位进行活检。尤其可提高早期宫腔病变（如子宫内膜息肉、子宫黏膜下肌瘤、子宫内膜癌）的诊断率。

（3）内分泌检查：根据情况进行阴道细胞学、宫颈黏液、基础体温测定，有条件可测定垂体促性腺激素（LH 和 FSH）及卵巢性激素（雌激素和孕二醇）或 HCG 等水平。

3.鉴别诊断　　需与以下疾病相鉴别：①全身性疾病，如血液病、高血压、肝脏疾病及甲状腺疾病等。②妊娠有关疾病，如异位妊娠、滋养细胞疾病、子宫复旧不良、胎盘息肉。③生殖器炎症与肿瘤，如子宫内膜炎、子宫内膜息肉、黏膜下子宫肌瘤、子宫内膜癌、卵巢颗粒细胞瘤及卵泡膜细胞瘤。④性激素类药物使用不当。

【治疗】

青春期应以止血和调整周期为主，促使卵巢功能恢复排卵；围绝经期以止血和减少经量为原则。

1.一般治疗　　加强营养，纠正贫血，保证充分休息和睡眠，预防感染，适当应用凝血药物。

2.性激素治疗

（1）止血

1）雌激素：适用于无排卵型青春期功血。妊马雌酮 1.25～2.5mg，每 6 小时 1 次或 17β-雌二醇 2～4mg，每 6～8 小时 1 次。有效者于 2～3 天内止血，血止或明显减少后逐渐减量，每 3 天减量 1 次，每次减药量不超过原用量的 1/3，直至维持量，妊马雌酮 0.625～1.25mg 或 17β-雌二醇 1～2mg，维持至血止 15～20 天。停雌激素前 10 天加用孕激素（如甲羟孕酮 10mg/d，口服）。

胃肠道反应严重时，可改用针剂，如苯甲酸雌二醇 1～3mg，肌内注射，每天 2～3 次，以后逐渐减量或改服妊马雌酮 0.625～1.25mg 或 17β-雌二醇 1～2mg，维持至血止后 15～20 天。

2）孕激素：甲地孕酮（妇宁片）6～8mg 或甲羟孕酮 6～8mg，每 4～6 小时服 1 次，用药 3～4 次后出血量明显减少或停止，则改为 8 小时 1 次，再逐渐减量，每 3 天减量 1 次，每次减量不超过原用量的 1/3，直至维持量，即甲地孕酮 4mg 或甲羟孕酮 4～6mg，维持到血止后 15～20 天，适用于患者体内有一定雌激素水平、血量多者。

3)丙酸睾酮:25~50mg,肌内注射,每天 1 次,连用 3~5 天,血止后减量为 25mg,每 3 天 1 次,维持 15~20 天,每月总量不超过 300mg,以免引起男性化。多用于围绝经期妇女。

(2)调整周期

1)雌激素、孕激素序贯法:即人工周期。妊马雌酮 0.625mg 或 17β-雌二醇 1mg 或己烯雌酚 1mg,每晚 1 次,于月经第 5 天起连服 20 天,于服药第 11 天,每天加用黄体酮 10mg 或甲羟孕酮 6~8mg,两药同时用完。常用于青春期功能性子宫出血患者。使用 2~3 个周期后,患者即能自发排卵。

2)雌激素、孕激素合并应用:妊马雌酮 0.625mg 或 17β-雌二醇 1mg,每晚服 1 次,甲羟孕酮 4mg,每晚 1 次,也可用复方炔诺酮片(口服避孕药 1 号),于流血第 5 天起两药并用,连服 20 天,适用于各种不同年龄的功能性子宫出血。

3)肌内注射黄体酮 10mg 或甲羟孕酮 4~6mg,每天 1 次。共 10 次,于月经后半期应用,适用于子宫内膜分泌不足患者。

(3)促排卵

1)氯米芬(克罗米酚):自月经第 5 天起,每天口服 50~100mg,共 5 天,以 3 个周期为一疗程,不宜长期应用,以免引起卵巢过度刺激征。

2)人绒毛膜促性腺激素(绒促性素,HCG):当卵泡发育到近成熟时,可大剂量肌内注射绒促性素 5000~10000U,可望引起排卵。

3)人绝经期促性腺激素(尿促性素,HMG):相当于月经第 3~6 天起用尿促性素 1 支,肌内注射,1~2 次/天,每天观察宫颈黏液、B 超监测卵泡或测定血雌二醇水平,了解卵泡成熟程度,根据卵泡生长情况可适当增加尿促性素用量,连续用 7~10 天,如卵泡成熟(卵泡直径≥18mm),即停用尿促性素,改用绒促性素 5000~10000U,一次肌内注射,一般停药后 36 小时排卵。用药时应注意:剂量不宜过大,用药期间应严密观察卵泡生长情况及或尿雌二醇浓度,有过度刺激倾向时(如恶心、呕吐、卵巢增大≥5cm 或血雌二醇>200μg 时),不应注射绒促性素,以免发生过度刺激。

3.手术治疗

(1)刮宫对围绝经期功血患者,不但可协助诊断,而且能使出血减少或停止。刮宫时需彻底刮净,才能止血。一般未婚者不用刮宫止血。

(2)子宫内膜切除术对药物治疗无效的功血,子宫腔深度<10cm,而又不愿切除子宫者,可采用激光或电切子宫内膜,以达到减少月经量或闭经。

(3)切除子宫用于年龄较大、伴有严重贫血、药物治疗无效或经病理检查证实为子宫内膜腺瘤型增生过度者。

4.中药治疗　根据辨证施治,以补肾为主,佐以健脾养血药物。

5.放射治疗　不能承担手术的更年期功血患者,可用深度 X 线或镭疗行人工绝经。

(二)排卵性月经失调

黄体功能不全

黄体功能不全(LPD)是指月经周期中有卵泡发育和排卵,但黄体期孕激素分泌不足或黄体过与早衰退,导致子宫内膜分泌反应不良。

【病因与发病机制】

黄体功能不全是因多种因素所致:神经内分泌调节功能紊乱,可导致卵泡早期 FSH 分泌不足,使卵泡发育缓慢,雌激素分泌减少;LH 脉冲频率虽增加,但峰值不高,LH 不足使排卵后黄体发育不全,孕激素分泌减少;LH/FSH 比率也可造成性腺轴功能紊乱,使卵泡发育不良,排卵后黄体发育不全,以致子宫内膜反应不足。部分患者在黄体功能不全的同时,表现为血催乳素水平增高。

【病理】

子宫内膜的形态多表现为腺体分泌不足,间质水肿不明显,亦可见腺体与间质不同步现象,或在内膜各部位显示分泌反应不均匀。

【诊断】

1.临床表现　一般表现为月经周期缩短,月经频发。有时月经周期虽正常,但是卵泡期延长,黄体期缩短,发生在生育年龄妇女可影响生育,若妊娠亦易发生早期流产或习惯性流产。

2.辅助检查

(1)基础体温:表现为基础体温双相,但排卵后体温上升缓慢,上升幅度偏低($<0.5℃$),或黄体期体温上、下波动较大,升高时间仅维持 9～11 天即下降。

(2)诊断性刮宫及病理组织学检查:经前期或月经来潮 6 小时内诊刮,子宫内膜显示分泌反应不良。

(3)血清孕酮的测定:黄体期孕酮的测定是诊断黄体功能不全的常用参数。黄体功能不全时孕酮的分泌量减少,其诊断标准因各实验室的条件而异。

【治疗】

1.促进卵泡的发育　月经周期的开始阶段应用抗雌激素,可阻断内源性雌激素与 FSH 之间的反馈,通过这种治疗使 FSH 和 LH 增加;调整性腺轴功能,促使卵泡发育和排卵,以利于正常黄体的形成。首选药物是氯米芬 50～100mg/d,于月经第 5～9 天口服(连用 5 天),黄体功能改善率达 60%。氯米芬疗效不佳者可用尿促性素、绒促性素治疗(治疗方法同无排卵性功血)。

2.黄体功能刺激疗法　　通常应用绒促性素以促进及支持黄体功能。于基础体温上升后开始,隔天肌内注射绒促性素 2000～3000U,共 5 次,可明显提高血浆孕酮水平,随之正常月经周期恢复。然而,多数黄体功能不全者,单纯黄体期绒促性素治疗可能不够,与促进卵泡发育的药物联合应用治疗效果更好。

3.黄体功能替代治疗　　一般选用天然黄体酮制剂,因合成孕激素多数有溶解黄体作用,妊娠期服用还可能使女胎男性化。黄体酮 10～20mg,肌内注射,从体温上升第 3 天起至月经来潮或至妊娠为止,用以补充黄体分泌孕酮不足。若已妊娠,最好用药至妊娠 3 个月末。

子宫内膜不规则脱落

此类黄体功能异常在月经周期中有排卵,黄体发育良好,但萎缩过程延长,导致子宫内膜不规则脱落。

【病因】

由于下丘脑-垂体-卵巢轴调节功能紊乱引起黄体功能萎缩不全,内膜持续受孕激素影响,以致子宫内膜不规则脱落。

【病理】

正常月经周期第 3～4 天时,分泌性子宫内膜已全部脱落,代之为再生的增生性内膜。但在子宫内膜不规则脱落时,于月经周期第 5～6 天仍能见到呈分泌反应的子宫内膜。子宫内膜表现为残留的分泌期内膜与出血坏死组织及新增生的内膜混杂存在的混合型。

【诊断】

1.临床表现　　月经周期正常,但经期延长,长达 9～10 天,且出血量多。

2.辅助检查

(1)基础体温:基础体温呈双相,但下降缓慢。

(2)诊断性刮宫及病理组织学检查:诊断性刮宫在月经期第 5～6 天进行,仍能见到呈分泌反应的子宫内膜。

【治疗】

1.孕激素　　下次月经前 8～10 天开始,每天肌内注射黄体酮 20mg 或甲羟孕酮 10～12mg,共 5 天,其作用是使内膜及时而较完整脱落。

2.绒促性素　　有促进黄体功能的作用,其用法同黄体功能不全。

二、闭经

凡女性年满 16 岁或年满 14 岁仍无女性第二性征发育者,称为原发性闭经。既往曾有过正常月经,现停经 6 个月以上者称为继发性闭经。

【病因及分类】

正常月经的建立和维持有赖于下丘脑-垂体-卵巢轴的神经内分泌调节,以及靶器官子宫内膜对性激素的周期性反应,其中任何一个环节发生障碍都会发生月经失调,甚至导致闭经。根据闭经的常见原因按各病变部位分述如下:

1.子宫性闭经 闭经的原因在子宫,而此时月经的调节功能正常。

(1)先天性无子宫:由于中肾旁管严重发育不全或不发育,以致造成始基子宫或无子宫。

(2)子宫内膜损伤:常因人工流产刮宫过度引起,产后或流产后出血刮宫损伤也可引起,尤其当伴有子宫内膜炎时,更易导致宫腔粘连或闭锁而闭经。

(3)子宫内膜炎:结核性子宫内膜炎时,子宫内膜遭受严重破坏而发生闭经,其他子宫内膜炎也可造成闭经。

(4)子宫切除后或子宫腔内放射治疗后:手术切除子宫或因子宫恶性肿瘤行腔内放疗破坏子宫内膜而闭经。

2.卵巢性闭经 闭经的原因在卵巢。因卵巢性激素水平低落,使子宫内膜不能发生周期性变化而闭经。

(1)先天性卵巢发育不全或缺如:卵巢未发育或仅呈无功能的条索状物。

(2)卵巢功能早衰:40 岁前绝经者称卵巢功能早衰。表现为继发性闭经,常伴有更年期症状,雌激素水平低下而促性腺激素增高。

(3)卵巢切除或卵巢组织损坏:由于双侧卵巢被切除或经放射治疗组织被破坏,以致卵巢丧失功能;严重的卵巢炎也可破坏卵巢组织而导致闭经。

(4)卵巢功能性肿瘤:产生雄激素的睾丸母细胞瘤、卵巢门细胞瘤等,由于大量的雄激素抑制下丘脑-垂体-卵巢轴功能而闭经。分泌雌激素的颗粒-卵泡膜细胞瘤,使子宫内膜增生过度而闭经,但停经较短,随之出血。

3.垂体性闭经 主要病变在垂体。

(1)垂体前叶坏死:由于产后大出血引起低血容量性休克,使垂体前叶缺血坏死,垂体前叶功能减退,促性腺激素分泌明显减少,出现闭经、生殖器官萎缩、第二性征衰退,还可出现畏寒、嗜睡、基础代谢低等症状,称为希恩综合征。

(2)垂体肿瘤:位于蝶鞍内的垂体前叶各种腺细胞可发生不同种类的腺瘤。不同性质的肿瘤可出现不同症状,但多有闭经的表现。垂体催乳素肿瘤可引起闭经溢乳综合征,因为催乳素瘤细胞自主分泌催乳素而不受催乳素抑制因子(PIF)的抑制;肿瘤压迫垂体柄,PIF 进入垂体减少,以致垂体分泌催乳素(PRL)过多。此外,颅咽管瘤及空蝶鞍综合征因可压迫下丘脑或垂体而发生高催乳素血症和溢乳。

4.低促性腺激素性闭经　为原发性单-垂体促性腺激素缺乏症。常发生于低体重妇女,表现为原发性闭经,性腺、性器官和性征不发育,临床罕见。

5.下丘脑性闭经　为最常见的一类闭经。中枢神经系统-下丘脑功能失调可影响垂体,进而影响卵巢功能引起闭经,其病因最为复杂,如特发性因素、精神性因素、体重改变以及闭经溢乳综合征和多囊卵巢综合征等。

【诊断】

(一)临床表现

首先要寻找闭经的原因,按下丘脑-垂体-卵巢轴的调节失常发生在哪一个环节,然后再确定是哪一种疾病引起的。

1.首先排除妊娠(根据病史、妇科检查、血尿 HCG 测定等)。

2.仔细寻找引起闭经的可能原因。

3.临床上在诊断闭经时需注意以下情况:

(1)原发性闭经者,多因染色体异常、生殖器畸形、性腺发育不正常引起;而继发性闭经则多由环境改变、情绪变化、内分泌系统功能失调或肿瘤以及生殖器官疾病所致。

(2)生殖年龄妇女闭经常因内分泌系统疾病所致,如希恩综合征(主要因产时、产后大出血发生休克而引起垂体前叶组织坏死所致)、闭经溢乳综合征、多囊卵巢综合征。又如闭经同时伴有不孕症及肥胖症者,多见于库欣综合征、弗勒赫利希综合征等,甲状腺功能失调亦可引起。此外,长期口服避孕药或注射长效避孕药,或人工流产后发生宫腔粘连或子宫颈管闭锁也可引起闭经。

(二)辅助检查

1.子宫功能的检查

(1)诊断性刮宫及子宫内膜活体组织检查:了解宫腔情况并刮取内膜送病理检查,了解子宫内膜对卵巢激素反应的周期性变化,并可诊断生殖器结核。多用于已婚妇女。

(2)子宫输卵管碘油造影术:了解宫腔及输卵管情况。

(3)内镜检查:腹腔镜检查直接窥视子宫、输卵管、卵巢等,并可做活体组织检查。宫腔镜可观察宫腔及子宫内膜,并可取内膜组织送病理检查。

（4）药物性试验

1）孕激素试验：每天肌内注射黄体酮 20mg，连续 3～5 天，或口服甲羟孕酮 10mg，连服 5 天，停药后 3～7 天出现撤药性流血者为阳性结果，提示子宫内膜有功能，已受一定水平雌激素的影响。无撤药性出血为阴性，提示可能无子宫内膜，但卵巢功能正常；亦可能有子宫内膜，但卵巢功能低落；也可能妊娠，需进一步排除妊娠后再做雌激素试验。

2）雌激素试验：每天口服妊马雌酮 0.625mg 或 17β-雌二醇 1～2mg，连续 20 天，在服药第 11 天起加用甲羟孕酮 6mg，每天口服，共 10 天，停药后 2～7 天出现撤药性流血为阳性，说明有子宫内膜，并子宫内膜对雌激素有反应，而且宫腔通畅，但体内雌激素水平低落、卵巢功能减退。无撤药性出血为阴性，提示闭经原因可能在子宫，亦即子宫性闭经。

2.卵巢功能检查　检查方法有基础体温测定、阴道脱落细胞涂片检查、宫颈黏液检查、子宫内膜活体组织检查、测定血中雌激素与孕激素含量，如雌激素、孕激素含量低，提示卵巢功能不正常或衰竭。

3.垂体功能检查　对卵巢功能减退的病例，为进一步确定原发部位究竟在卵巢、脑垂体或脑垂体以上，应测定血清 FSH、LH 及 PRL 的含量。若 FSH 及 LH 均低，提示垂体或更高中枢功能低下；若 FSH 和（或）LH 增高、E_2 水平低，提示卵巢功能不全，闭经原因在卵巢。PRL 测定可诊断高催乳素血症及垂体催乳素瘤引起的闭经，继发性闭经者中 20% 有高催乳素血症。蝶鞍摄片和（或）CT、MRI 检查对诊断垂体肿瘤是必要手段。

4.其他检查　了解甲状腺功能可测血 T_3、T_4 及 TSH，了解肾上腺皮质功能可测定 24 小时尿 17 羟及 17 酮含量，做肾上腺 B 超检查，疑有细胞染色体异常可做细胞染色体核型及分带分析等。

【治疗】

1.针对病因治疗

2.中药治疗　基本原则为血虚宜补，血瘀宜活血化瘀，血热则清热凉血，气滞宜理气通经。

3.内分泌药物治疗

（1）性激素替代治疗：对先天性卵巢发育不良，或卵巢功能受损或破坏致早衰者，可用性激素替代治疗。妊马雌酮 0.625mg 或 17β-雌二醇 1～2mg，连用 21 天，对有子宫者，须在服药后期加用孕激素（尤其是长期应用者，可预防长期雌激素刺激引起的子宫内膜癌），停药 1 周，重复使用 3～6 个月，停药观察，根据情况可重复使用。

（2）诱发排卵：对卵巢功能未衰竭并要求生育者，可采用激素或其类似物诱发排卵。①氯米芬（克罗米酚），适用于下丘脑-垂体-卵巢轴有一定功能，体内雌激素有中度影响的病例。先用黄体酮或人工周期催经，自撤药性出血第 5 天，服氯米芬 50mg，每天 1 次，连续 5 天，有效时于停药后 7 天左右排卵，如无排卵可经催经后，于下一周期增加至 100mg，每天 1 次，连续 5 天，一般每月总量不超过 600mg。②HMG＋HCG，HMG 1 支肌内注射，1～2 次/天，每天测定宫颈黏液，B 超监测卵泡及血雌二醇水平，根据卵泡生长情况可适当增加 HMG 用量，如卵泡成熟时，即停用 HMG，改用 HCG 5000～10000U，1 次肌内注射，约停药后 36 小时排卵（具体用法见功血治疗部分）。③氯米芬与促性腺激素联合治疗，于月经第 3 天用氯米芬 50～100mg，连用 5 天，从月经第 7 天起用 HMG 1 支，肌内注射，2 次/天，至卵泡成熟，可减少 50％HMG 用量。④他莫昔芬，相当于月经第 5 天起用 10～20mg/d，连用 5 天，其效果与氯米芬相似。⑤对下丘脑功能不足，以致 LHRH 分泌不足者，可用 LHRH 诱发排卵。

（3）甲状腺素：甲状腺功能减退者，口服甲状腺素片 15～30mg，每天 3 次。

（4）溴隐亭的应用：用以治疗高催乳素血症所致的闭经。开始小量（1.25mg），每天 1～2 次，如无明显反应即逐渐加量，根据病情可增至 2.5mg，2～3 次/天，最大剂量每天不超过 10mg。大多数患者在治疗开始后 4 周内恢复正常月经周期。

4.手术治疗　如因肿瘤引起，必要时手术切除肿瘤；如宫颈管闭锁，可扩张宫颈管；如宫腔粘连，可在宫腔镜下分离粘连。

三、多囊卵巢综合征

多囊卵巢综合征（PCOS）是以高雄激素血症、排卵障碍以及多囊卵巢为特征的病变，1935 年由 Stein 和 Leventhal 首次报道，故又称为 Stein-Leventhal 综合征。临床表现为月经稀发、闭经或月经不调、多毛、肥胖、不孕、卵巢增大及多囊。

【病因】

尚不清楚，可能与胰岛素抵抗有关。此外，PCOS 的发病还可能与遗传因素和必要的环境因素共同作用有关。

【病理】

典型病例可见卵巢增大，表面光滑，色灰白发亮，呈珍珠样，包膜增厚，其下可见许多大小不等的囊性卵泡。无排卵，无黄体形成。子宫内膜呈增生期改变或增生过度。

【诊断标准与检查】

PCOS 的主要特点是不排卵,雄激素和雌激素过多,典型的症状为月经失调,可表现为月经稀发或闭经,也可表现为不规则出血或月经过多、肥胖、不孕和卵巢增大及多囊。

1.目前,2003 年欧洲人类生殖和胚胎学会与美国生殖医学学会(ESHRE/AS-RM)鹿特丹专家会议推荐的诊断标准:

(1)稀发排卵或无排卵:临床表现为闭经、月经稀发、初潮 2~3 年不能建立规律月经以及基础体温呈单相。有时,月经规律者并非有排卵性月经。

(2)高雄激素的临床表现和(或)高雄激素血症:临床表现有痤疮、多毛,高雄激素血症者血清总睾酮、游离睾酮指数或游离睾酮高于实验室参考正常值。

(3)卵巢多囊性改变:B 型超声检查见一侧或双侧卵巢直径 2~9mm 的卵泡≥12 个,和(或)卵巢体积≥10cm³。

符合上述 3 项中的任何 2 项者,即可诊断 PCOS。

PCOS 典型的 B 超表现为包膜增厚,皮质下多个中小卵泡排列成车轮状,基质密度增加。但 B 超的特点不是诊断的必要条件,也不能作为独立的诊断依据。

PCOS 腹腔镜下典型的表现是卵巢增大,包膜增厚,表面白色珍珠样,有新生血管。无排卵斑、血体和黄体形成。

2.中华医学会妇产科分会推荐中国标准于 2011 年 12 月实施:分为疑似 PCOS和确诊 PCOS 诊断标准。

(1)疑似 PCOS 标准

1)月经稀发、闭经或不规则子宫出血是诊断的必须条件。

2)再符合下列 2 项中的 1 项,即可诊断为疑似 PCOS:①高雄激素的临床表现或高雄激素血症。②超声表现为 PCOS。

(2)确诊 PCOS 标准:具备上述疑似 PCOS 诊断条件后还必须逐一排除其他可能引起高雄激素的疾病和引起排卵异常的疾病才能确定诊断。PCOS 诊断时,考虑其分型,以便进一步采取相应的临床干预手段 PCOS 分型:有无肥胖及中心型肥胖有无糖耐量受损,糖尿病,代谢综合征是否为经典的 PCOS:①典型 PCOS(月经异常和高雄激素,有或无 PCOS),代谢障碍表现较重。②无高雄激素 PCOS(只有月经异常和 PCOS),代谢障碍表现较轻。

【鉴别诊断】

闭经患者应与甲状腺功能异常、高催乳素血症、迟发型肾上腺皮质增生、柯兴综合征原发性卵巢功能减低或卵巢早衰、卵巢或肾上腺分泌雄激素肿瘤、功能性下丘脑性闭经、药物性高雄激素症、特发性多毛等雄激素过高的患者应与肾上腺疾病和产生雄激素的卵巢肿瘤鉴别。

【治疗】

多囊卵巢综合征的治疗以调整月经周期、治疗高雄激素血症与胰岛素抵抗,有生育要求者采用促排卵治疗;其次,无论有无生育要求,均应调整生活方式,控制饮食,加强锻炼,戒除烟酒;此外,还需预防 PCOS 的远期并发症,包括 2 型糖尿病、心血管疾病以及子宫内膜癌。

通过对 PCOS 有效治疗,使有生育要求促使排卵障碍患者排卵以达到正常妊娠,使无生育要求患者达到:近期目标为调节月经周期、治疗多毛和痤疮、控制体重;远期目标为预防糖尿病、保护子宫内膜,预防子宫内膜癌、心血管疾病。基础治疗:①调整月经周期口服避孕药,孕激素。②高雄血症治疗,首选达英-35。③胰岛素抵抗治疗,二甲双胍。④促排卵治疗,一线促排卵治疗、二线促排卵治疗、体外受精,胚胎移植。

四、痛经

凡在行经前后或在行经期出现腹痛、腰酸、下腹坠胀或其他不适并影响生活和工作者称为痛经。痛经分为原发性和继发性两种。前者是指生殖器官无器质性病变的痛经,后者指由于盆腔器质性疾病所引起的痛经。

【病因】

原发性痛经的发生主要与月经时子宫内膜合成和释放前列腺素增加有关,同时也受精神、神经因素影响,思想焦虑、恐惧以及生化代谢物质均可通过中枢神经系统刺激盆腔疼痛纤维。继发性痛经多数伴有器质性病变,如子宫内膜异位症、盆腔炎、宫颈狭窄、子宫肌瘤(特别是黏膜下子宫肌瘤)或安放宫内节育器等。

【诊断】

诊断主要是寻找原因,应详细询问病史,了解发病的年龄、疼痛开始及持续时间、疼痛的性质及程度、有无逐渐加重史,月经血流出情况,注意有无精神过度紧张、过度劳累和生活习惯改变等因素,并做妇科检查排除器质性病变。

1.临床特点 ①原发性痛经在青少年期常见,多在初潮后 6~12 个月发病,无排卵性月经一般不发生痛经。②痛经多于月经第 1、2 天出现,常为下腹部阵发性绞痛,有时也放射至肛门、腰部及阴道,疼痛程度也多变异,可表现为轻微痉挛性疼痛,严重时患者不能忍受,疼痛剧烈时出现头昏、低血压、面色苍白及出冷汗,甚至昏厥。亦有部分患者经前 1~2 天即开始下腹部疼痛,月经来潮时加剧。膜样月经患者疼痛剧烈,一旦排出后疼痛迅速减轻。③妇科检查无异常发现。

2.鉴别诊断　由于月经期盆腔充血,盆腔及其周围脏器原有的病变(如膀胱炎、结肠炎、阑尾炎等)症状加剧,易与痛经混淆,应注意鉴别。

【治疗】

1.病因治疗　加强营养、增强体质、保持身心适当休息。宫颈狭窄者可行宫颈扩张术。

2.中药治疗　以活血行气、散瘀止痛为原则,宜用少腹逐瘀汤加减。

3.激素治疗

(1)雌激素:常用于子宫发育不良者。妊马雌酮 0.625mg 或 17β-雌二醇 1mg,连续 21 天,可在服药后期加用孕激素,停药 8～10 天,重复使用 3～6 个月,停药观察,根据情况可重复。

(2)孕激素:抑制子宫收缩。

自经前 7～10 天开始,每天肌内注射黄体酮 10～20mg,连续 5 天;或从经前 10 天起口服甲羟孕酮 4～8mg,连服 7 天。

自月经第 5 天开始,每天口服炔诺酮 2.5～5mg 或甲羟孕酮 4～8mg,连服 22 天,连用 3 个周期。

(3)雌激素、孕激素复合物:适用于少量妇女痛经较顽固者。口服避孕药 1 号或 2 号,与避孕药服用方法相同,连服 3～6 个周期。

4.前列腺素抑制剂的应用　从月经第 20～22 天开始,用复方阿司匹林 0.5g,每天 2～3 次或吲哚美辛 25mg,每天 3 次,连服 7 天;氟芬那酸(氟灭酸)200mg,每天 3 次或甲芬那酸(甲灭酸)500mg,每天 3 次,于月经第 1 天开始服药至月经干净停用。

5.对症治疗　痛经发作期间可用阿托品、颠茄合剂等解痉药物。吗啡类止痛药物因容易成瘾,不宜久用。

五、经前期紧张综合征

妇女在月经前 7～14 天出现头痛、乳房胀痛、全身乏力、紧张、压抑或易怒、烦躁、失眠、腹痛、水肿等一系列症状,月经过以后症状自然消失,称为经前期紧张综合征(PMS)。发生率为 30%～40%。

【病因】

其病因及发病机制不明。其假说有:

1.雌激素、孕激素比例失调　由于孕激素水平不足、雌激素相对过高所致,也可能与组织对孕激素敏感性失常有关。

2.内啡肽学说　内啡肽随月经周期而变化,而 PMS 是由于黄体期内啡肽浓度改变所致。

3.维生素 B_6 不足　维生素 B_6 可促进体内过多雌激素的廓清,增强脑的单胺基生物合成,调节情绪与行为。

4.精神因素　与 PMS 的严重程度有关。

【诊断】

(一)临床表现

1.症状周期性发作,与经期密切相关。经前 7～14 天开始出现上述一组症状,经前 2～3 天加重,行经后症状消失或明显减轻。

2.精神紧张、神经过敏、忧虑、失眠、乏力、思想不集中等精神症状也常见。

3.少数患者可有荨麻疹、痤疮、皮肤瘙痒等现象。

以上症状可因情绪改变、环境因素等影响而减轻或加重。患者可有某一方面症状,也可兼有多种症状。应做细致的周身检查及有关化验,以排除其他功能性或器质性病变。

(二)鉴别诊断

水肿应与心、肾疾病相鉴别;乳腺如有结节需与乳腺肿瘤相鉴别,经前期紧张的乳腺结节多为双侧及多个或弥漫性,随月经周期而变化;精神症状严重者应除外精神病等。

【治疗】

1.支持及精神治疗　经前注意劳逸结合,消除思想顾虑,安定情绪、少盐饮食,加以药物治疗,绝大多数患者可以改善。

2.镇静药　用于情绪激动者,如口服苯巴比妥 0.03g,每天 3 次或氯氮 10mg,每天 2～3 次或甲丙氨酯 0.2～0.4g,每晚服 1 次,连服 2～3 天。

3.利尿药　水肿者可用少量利尿药,如每天口服氢氯噻嗪 25～50mg 或氨苯喋啶 100～200mg,每天 1 次,从经前 10 天开始至月经来潮。

4.性激素治疗

(1)孕激素:经前 2 周起每晚服甲羟孕酮 10mg 或肌内注射黄体酮 10～20mg,每天一次,连用 10 天。

(2)雄激素:甲睾酮 5～10mg/d,从经前 2 周起连服 10 天或月经后半期肌内注射丙酸睾酮,每周 2 次。连用 3～6 个周期。

5.维生素 B_6　从月经第 10 天起口服维生素 B_6 20～40mg,每天 3 次,以改善症状。

六、更年期综合征

更年期综合征是指妇女在自然绝经前或因其他原因丧失卵巢功能,而出现一系列性激素减少所致的症状,包括自主神经功能失调的表现。

【病因及病理生理】

更年期的变化包括两个方面:一方面是卵巢功能衰退,此时期卵巢逐渐趋于排卵停止,雌激素分泌减少,体内雌激素水平低落;另一方面是机体老化,两者常交织在一起。神经血管功能不稳定的综合征主要与性激素水平下降有关,但发生机制尚未完全阐明。

【诊断】

1.临床表现 主要根据患者的自觉症状,而无其他器质性疾病。

(1)血管舒缩综合征:潮热、面部发红、出汗,瞬息即过,反复发作。

(2)精神神经症状:情绪不稳定、易激动,自己不能控制,忧郁失眠,精力不集中等。

(3)生殖道变化:外阴与阴道萎缩,阴道干燥疼痛,外阴瘙痒。子宫萎缩、盆底松弛导致子宫脱垂及阴道膨出。

(4)尿频急或尿失禁;皮肤干燥、弹性消失;乳房萎缩、下垂。

(5)心血管系统:胆固醇、三酰甘油和致动脉粥样化脂蛋白增高,抗动脉粥样硬化脂蛋白降低,可能与冠心病的发生有关。

(6)全身骨骼发生骨质疏松。

2.鉴别诊断 必须排除心血管、神经精神和泌尿生殖器各处的病变;潮热、出汗、精神症状、高血压等需与甲状腺功能亢进症和嗜铬细胞瘤相鉴别。

3.辅助检查

(1)血激素测定:FSH 及 LH 增高、雌二醇下降。

(2)X 线检查:脊椎、股骨及掌骨可发现骨质疏松。

【治疗】

1.一般治疗 加强卫生宣教,解除不必要的顾虑,保证劳逸结合与充分的睡眠。轻症者不必服药治疗,必要时可选用适量镇静药,如地西泮 2.5～5mg/d 或氯氮䓬 10～20mg/d 睡前服,谷维素 20mg,每天 3 次。

2.性激素治疗 绝经前主要用孕激素或雌孕激素联合调节月经异常;绝经后用替代治疗。

　　(1)雌激素：对于子宫已切除的妇女，可单纯用妊马雌酮 0.625mg 或 17β-雌二醇 1mg，连续治疗 3 个月。对于存在子宫的妇女，可用尼尔雌醇片每次 5mg，每月 1 次，症状改善后维持量 1～2mg，每月 2 次，对稳定神经血管舒缩活动有明显的疗效，而对子宫内膜的影响少。

　　(2)雌激素、孕激素序贯疗法：雌激素用法同上，后半期加用 7～10 天炔诺酮，每天 2.5～5mg 或黄体酮 6～10mg，每天 1 次或甲羟孕酮 4～8mg，每天 1 次，可减少子宫内膜癌的发生率，但周期性子宫出血的发生率高。

　　(3)雌激素、雄激素联合疗法：妊马雌酮 0.625mg 或 17β-雌二醇 1mg，每天 1 次，加甲睾酮 5～10mg，每天 1 次，连用 20 天，对有抑郁型精神状态患者较好，且能减少对子宫内膜的增殖作用，但有男性化作用，而且常用雄激素有成瘾可能。

　　(4)雌激素替代治疗应注意的几点：①HRT 应该是维持围绝经期和绝经后妇女健康的全部策略(包括关于饮食、运动、戒烟和限酒)中的一部分。在没有明确应用适应证时，比如雌激素不足导致的明显症状和身体反应，不建议使用 HRT。②绝经后 HRT 不是一个给予标准女性的单一的疗法。HRT 必须根据临床症状，预防疾病的需要，个人及家族病史，相关试验室检查，女性的偏好和期望做到个体化治疗。③没有理由强制性限制 HRT 使用时限。她们也可以有几年时间中断HRT，但绝经症状可能会持续许多年，她们应该给予最低有效的治疗剂量。是否继续 HRT 治疗取决于具有充分知情权的医患双方的审慎决定，并视患者特殊的目的或对后续的风险与收益的客观评估而定。只要女性能够获得症状的改善，并且了解自身情况及治疗可能带来的风险，就可以选择 HRT。④使用 HRT 的女性应该至少 1 年进行一次临床随访，包括体格检查，更新病史和家族史，相关试验室和影像学检查，与患者进行生活方式和预防及减轻慢性病策略的讨论。⑤总体来说，在有子宫的所有妇女中，全身系统雌激素治疗中应该加入孕激素，以防止子宫内膜增生或是内膜癌。无子宫者，无需加用孕激素。用于缓解泌尿生殖道萎缩的低剂量阴道雌激素治疗，可被全身吸收，但雌激素还达不到刺激内膜的水平，无需同时给予孕激素。⑥乳腺癌与绝经后 HRT 的相关性程度还存在很大争议。但与HRT 有关的可能增加的乳腺癌风险是很小的(少于每年 0.1％)，并小于由生活方式因素如肥胖、酗酒所带来的风险。⑦禁忌证，如血栓栓塞性疾病、镰状细胞贫血、严重肝病、脑血管疾病、严重高血压等。

第三节　子宫肌瘤

子宫肌瘤为女性生殖器官最常见的良性肿瘤,是由子宫平滑肌细胞增生而形成,故称为子宫平滑肌瘤。多发生于 30～50 岁的妇女,以 40～50 岁最为多见。据报道,35 岁以上的妇女约 20％子宫内存在肌瘤。

【病因】

迄今为止,子宫肌瘤的病因尚不明了。大量临床观察和实验证明子宫肌瘤是一种性激素依赖性肿瘤,与过多的雌激素刺激有关。雌激素能使子宫肌细胞增生、肥大、肌层变厚、子宫增大,尤其在只有雌激素作用而无孕激素作用时较易发生。可能是发生肌瘤部位的组织选择性地保留较高浓度的雌激素或肌瘤局部代谢能力不足,使雌二醇浓度过高。除此外,也认为神经中枢活动对肌瘤的发病也可能起重要作用。但其真正原因、机制尚未完全被证实。

【病理】

子宫肌瘤为实性球状形结节,表面光滑,肌瘤周围的子宫肌层受压形成假包膜,因此与周围组织有明显界线。血管由外穿入假包膜供给肌瘤营养,肌瘤越大血管越粗。受压后可发生循环障碍,使肌瘤发生各种退行性变,如玻璃样变、囊性变、红色变、肉瘤变及形成营养不良性钙化。肌瘤一般为白色、质硬,切面为旋涡状结构。肌瘤生长在体部,偶尔生长在颈部,根据肌瘤生长发展的方向分为如下几种:60％～70％发生在壁间,20％生长在浆膜下,10％～15％生长于黏膜下,可为多发性,也可为单发性,大小悬殊较大,小的如米粒大小,大者可至足月妊娠子宫大小,一般为中等大小。

显微镜下,肌瘤由皱纹状排列的平滑肌纤维相交叉组成,肌纤维束间有或多或少的结缔组织纤维,旋涡状,细胞大小均匀,呈卵圆形或杆状,核染色较深。

【诊断及鉴别诊断】

(一)临床表现

1.症状　子宫肌瘤症状的出现与肌瘤生长部位、生长速度及肌瘤有无变性有着密切关系,小的肌瘤可无症状。其主要症状如下:

(1)月经改变:多数患者有经量增多,经期延长,不规则阴道出血等。

(2)盆腔肿块:肌瘤较大时,患者自觉下腹部有肿块,为实质性,膀胱充盈时上升。

(3)白带增多:肌壁间肌瘤使子宫腔面积增大,内膜腺体分泌增加及盆腔充血,导致白带增多。也可由于悬垂于阴道内的黏膜下肌瘤合并感染,表面坏死,产生大量脓血性排液或坏死组织排出,伴臭味。

(4)压迫症状:较大肌瘤压迫邻近器官时,可引起尿频或便秘,压迫膀胱颈可引起尿潴留。压迫输尿管可致肾盂积水。

(5)疼痛:一般无明显疼痛症状,但如果较大肌瘤压迫盆腔结缔组织及神经、盆腔粘连或浆膜下肌瘤蒂扭转及肌瘤红色变性时,可出现急性腹痛。

(6)不孕:文献报道为 25%～40% 不孕。肌瘤如果压迫输卵管使其阻塞、扭曲或子宫腔变形,黏膜下肌瘤影响孕卵着床时可致不孕症。

(7)继发性贫血:若长期月经过多,可导致继发性贫血。

2.体征 妇科检查可发现子宫增大,表面不平,有单个或多个结节,质硬,浆膜下肌瘤可叩及质硬肿块与子宫有蒂相连,活动:如为黏膜下肌瘤,子宫可均匀增大;如为黏膜下肌瘤脱出于阴道内,在阴道内可见红色、实质性、表面光滑的肿块;如合并感染,表面可有渗出液及溃疡形成,分泌物有臭味。子宫颈肌瘤时,宫颈一唇被肌瘤占据,另一唇被拉平,变薄,正常大小的子宫体则被推向腹腔。

(二)特殊检查

1.超声检查 B超检查为较普通的方法,诊断率高,可明显显示子宫大小,肌瘤数目及部位,及有否变性,也有助于与卵巢肿瘤及其他盆腔肿块相鉴别。

2.探测宫腔 用探针测量宫腔的深度及方向,结合双合诊,有助于确定包块性质及其包块部位。

3.宫腔镜检 了解宫腔内有否黏膜下肌瘤及其部位、大小。

4.腹腔镜检 了解突起于子宫表面的浆膜下肌瘤或肌壁间肌瘤的数目及大小。

5.子宫输卵管造影 通过造影摄片检查显示宫腔充盈缺损,了解黏膜下肌瘤的数目、大小及部位。

(三)诊断标准

1.症状 月经量增多,经期延长,有规则阴道出血,白带增多,血性、脓性或伴臭味,盆腔包块及伴随的压迫症状、疼痛、不孕及继发性贫血。

2.体征 妇科检查子宫增大、结节、不平,单个或多个结节、质硬等。

3.辅助检查 B超、探测宫腔、子宫输卵管造影、宫腔镜等可协助诊断。

(四)鉴别诊断

1.妊娠子宫 停经及早孕反应,子宫大小与停经月份相符合。

2.子宫腺肌病 及子宫腺肌瘤有继发性、渐进性加剧的痛经,腺肌病时子宫均匀增大,一般不超过 2～3 个月妊娠大小,且伴有经前、经时子宫增大,经后缩小。子宫腺肌瘤时,子宫有局限性、质硬的结节状突起。

3.卵巢肿瘤　无月经改变,多为偏于一侧的囊性肿块,可与子宫分开,但实性卵巢肿瘤常可误诊为浆膜下肌瘤,肌瘤囊性变也易误诊为卵巢肿瘤。

4.盆腔炎性包块　有盆腔感染病史,肿块边界不清,与子宫粘连或不粘连,抗感染治疗后症状体征好转。B 超可协助诊断。

5.子宫畸形　双子宫与残角子宫易误诊为子宫肌瘤,通过 B 超、腹腔镜、子宫输卵管造影可协助诊断。

6.子宫肌性肥大　患者一般有多产,子宫均匀性增大,探测子宫无变形,B 超检查未见肌瘤结节。

7.子宫颈癌　较大带蒂黏膜下肌瘤脱出于阴道内并伴有感染、溃疡、引起不规则出血及恶臭排液,易与外生型子宫颈癌相混淆,应通过细胞学检查及病理检查鉴别。

【治疗】

对于子宫肌瘤的治疗原则,必须根据患者年龄、生育要求、症状、肌瘤大小等情况全面考虑,可分为如下几种治疗方法。

(一)非手术治疗

1.随访观察　对于肌瘤小,无症状者,可不治疗,严密随访观察,可 3～6 个月随访一次。

2.中药治疗　适用于肌瘤不大者,可用中药治疗改善症状。治疗原则为活血化淤、软坚、通经活络。

3.激素类药物治疗

(1)雄激素:对抗雌激素,控制子宫出血及延长月经周期。丙酸睾酮,25mg/d,肌内注射,每周 2 次或甲睾酮,5mg,2～3 次/天,舌下含服。以上两药一般应用 3～6个月为一疗程,每月总量不超过 300mg。

(2)促性腺激素释放激素类似物(CnRHa):GnRHa 可抑制垂体、卵巢功能,降低雌激素水平,适用于小肌瘤、更年期或绝经期患者。GnRHa 100μg/d,连续应用 3～6 个月。

(3)达那唑:有微弱雄激素作用,达那唑 200mg,2～3 次/天,口服,从月经第 2 天开始,连用 3～6 个月。

(4)他莫昔芬(TMX):双苯乙烯衍生物,为非甾体类抗雌激素药。TMX 10～20mg,2 次/天,口服,连续用药 3～6 个月。

(5)孕三烯酮:19 去甲睾酮衍生物,具有较强的抗孕激素和抗雌激素活性。孕三烯酮(三烯高诺酮片)2.5mg,2 次/周,口服,于月经第 2 天开始,连服 3～6 个月。

(6)棉酚:对子宫内膜有特异萎缩作用,抑制子宫内膜受体,对子宫肌细胞产生退化作用,造成假绝经及子宫萎缩。棉酚 20mg,1 次/天,口服,连服两个月后改为同剂量每周 2 次,连服 1 个月,以后每周 1 次,连服 1 个月,共 4 个月。同时补钾,10%枸橼酸钾 10ml,3 次/天。

(7)米非司酮:用药后可使体内孕激素和雌激素水平下降,长期使用可导致闭经,子宫肌瘤萎缩变小。用法:10mg/d,从月经周期的第 1 天开始服用,连续用药 3～6 个月。

(二)手术治疗

手术治疗是治疗子宫肌瘤常用的方法。根据肌瘤的大小、数目、生长部位及对生育的要求等采用相应的手术方式。

1.经腹或经腹腔镜子宫肌瘤剔除术　适用于年轻患者或需保留生育功能的患者,对子宫切除术有顾虑的患者可行子宫肌瘤剔除术,然后行子宫整形术。

2.经阴道黏膜下肌瘤扭除术　黏膜下肌瘤若已脱出子宫颈坠入阴道,可自阴道将蒂扭断摘除肌瘤,然后用刮匙刮除残留之蒂部。

3.宫腔镜下手术治疗黏膜下肌瘤　对于较小的黏膜下肌瘤可应用宫腔镜下电切术。

4.子宫次全切或子宫全切术　对于肌瘤较大、生长迅速,或者临床症状明显,患者无生育要求,已近更年期或绝经期者,可行子宫次全切除术或子宫全切术,保留一侧或双侧附件,为子宫肌瘤最彻底、最可靠的治疗方法。可行开腹手术或腹腔镜手术行子宫次全切或子宫全切术。

【疗效及预后】

1.药物治疗可缓解症状及控制症状,但达不到根治的目的,停药后症状可再次出现。

2.子宫肌瘤切除术据报道手术后的复发率为 39.2%,剔除的肌瘤数目越多,复发率越高,手术后平均妊娠率可达 40%。

3.子宫切除术可达根治。

【随访】

1.药物保守治疗者定期随访,观察疗效。

2.子宫肌瘤剔除者,手术后 3～6 个月随访一次,了解肌瘤有无复发。80%肌瘤复发者发生于手术后 28 个月以内。

【子宫肌瘤合并妊娠】

子宫肌瘤合并妊娠的发病率占肌瘤患者的 0.5%～1%,占妊娠的 0.3%～5%。妊娠合并肌瘤对妊娠、分娩均有影响。

(一)肌瘤对妊娠的影响

1.妊娠期子宫黏膜下肌瘤可影响受精卵着床导致早期流产。较大的壁间肌瘤合并妊娠时,因机械性阻碍可造成宫腔畸形导致流产。由于妊娠期肌瘤迅速生长易发生红色变性,浆膜下肌瘤可发生蒂扭转,发生坏死、感染,也可致胎位异常,胎儿宫内发育迟缓、低置或前置胎盘。

2.分娩期阻塞产道,造成难产;影响子宫收缩,造成子宫收缩乏力和产后出血。

3.产褥期由于子宫的迅速缩小,也可能使肌瘤发生红色变性及产后子宫收缩不良、产褥期出血。

(二)肌瘤合并妊娠的处理原则

1.妊娠合并肌瘤者多能自然分娩,不应急于干预,但应预防产后出血。

2.肌瘤过大阻碍胎儿下降者或发生胎位异常、产力异常者应行剖宫产结束分娩。

3.妊娠期及产褥期肌瘤发生红色变性时,多采用保守治疗不做手术。

4.浆膜下肌瘤发生蒂扭转经确诊后应手术治疗。

5.剖宫产手术时是否同时切除子宫肌瘤及子宫,应根据肌瘤的大小、数目、部位和患者的情况决定。

参 考 文 献

1.兰丽坤,王雪莉.妇产科学(第四版).北京:科学出版社,2016

2.曹泽毅.中华妇产科学.北京:人民卫生出版社,2014

3.冯琼,廖灿.妇产科疾病诊疗流程.北京:人民军医出版社,2014

4.张方林.产科速查(第3版).北京:人民卫生出版社,2015

5.郑勤田,刘慧姝.妇产科手册.北京:人民卫生出版社,2015

6.刘琦.妇科肿瘤诊疗新进展.北京:人民军医出版社,2011

7.吴祝如,古艺儿,陈宏霞.高龄女性妊娠期高血压疾病对妊娠结局的影响分析.中国妇幼健康研究,2017,(06):739-741

8.刘丽秀,李晓微.180例妇科疾病临床观察.中国妇幼保健,2015,30(25):4300-4301

9.王丽琴.子宫内膜癌临床诊治的研究进展.中国肿瘤临床与康复,2012,19(05):472-474

10.万育红,杨永秀.异位妊娠的临床治疗进展.甘肃科技,2014,(09):131-133+85

11.刘德红,孟祥莲.前置胎盘的病因、诊断及治疗新进展.医学综述,2013,(10):1797-1800

12.霍巧玲,李颖,李红霞.宫颈癌治疗研究进展.武警医学,2013,(02):171-173

13.杨慧霞.我国妊娠期糖尿病诊治现状和应对措施.中国实用妇科与产科杂志,2013,04:241-243

14.魏玉梅,杨慧霞.妊娠期糖尿病诊断标准变迁.中国实用妇科与产科杂志,2013,04:295-298

15.邹丽颖,范玲.羊水栓塞诊治进展.中国实用妇科与产科杂志,2011,02:151-153

16.陈庆云,张小燕.子宫肌瘤发病机制研究进展.中国实用妇科与产科杂志,2012,28(12):950-952